Band 32, Supplement 2, Juli 2009

ONKOLOGIE

• International Journal for Cancer Research and Treatment

Offizielles Organ von
DGHO – Deutsche Gesellschaft für Hämatologie und Onkologie
ÖGHO – Österreichische Gesellschaft für Hämatologie und Onkologie
DFaG – Deutsche Fatigue Gesellschaft
AIO – Arbeitsgemeinschaft Internistische Onkologie in der deutschen Krebsgesellschaft e.V.

Mitglied der Deutschen Krebsgesellschaft e.V.

Editorial Office

S. Karger GmbH
Attn. Dr. Steffi Hentzelt
P.O. Box
D-79095 Freiburg
E-mail s.hentzelt@karger.de

KARGER

Basel · Freiburg · Paris · London · New York ·
Bangalore · Bangkok · Shanghai · Singapore · Tokyo · Sydney

Impressum

Die Zeitschrift erscheint monatlich; pro Jahr erscheint 1 Band zu je 12 Heften. Mitglieder der Deutschen Gesellschaft für Hämatologie und Onkologie erhalten die Zeitschrift im Rahmen ihrer Mitgliedschaft. Der Bezug ist im Rahmen des Mitgliedsbeitrags abgegolten. Bezugspreise für Jahrgang 32, 2009: Print-Abonnement EUR 245,–, Online-Abonnement EUR 245,–, Kombi-Abonnement Print/Online EUR 291,–, einschließlich MWSt., zuzüglich Postgebühren. Der Abonnementpreis ist im voraus zahlbar. Das Abonnement der Zeitschrift läuft weiter, wenn es nicht spätestens 4 Wochen vor Abschluss eines Bandes abbestellt wird. Abonnementbestellungen können bei jeder Buchhandlung oder direkt beim Verlag aufgegeben werden:

Deutschland:
S. Karger Verlag für Medizin und Naturwissenschaften GmbH
Lörracher Str. 16 a
D-79115 Freiburg
Tel. +49 761 45 20 70
Fax +49 761 4 52 07 14
E-mail Information@Karger.de

Übrige Länder:
S. Karger AG
Allschwilerstr. 10
Postfach
CH-4009 Basel
Tel. +41 61 3 06 11 11
Fax +41 61 3 06 12 34
E-mail Karger@Karger.ch

Anzeigen:
S. Karger Verlag für Medizin und Naturwissenschaften GmbH
Lörracher Str. 16 a, D-79115 Freiburg,
Tel. +49 761 45 20 70
Gültig ist die Preisliste Nr. 19 vom 1. Januar 2009.

Supplement 2, Band 32, Juli 2009
ISBN 978-3-8055-9222-2
e-ISBN 978-3-8055-9223-9

Verlagsleitung und presserechtlich verantwortlich: Sibylle Hopf
Produktionsleitung: Georg Brunner
Anzeigenleitung: Susanne Meister

Gesamtherstellung:
Satz: stm-media GmbH
Druck und Weiterverarbeitung: druckhaus köthen GmbH

Bibliographische Dienste
Biological Abstracts
Current Contents/Clinical Medicine
Excerpta Medica/EMBASE
Index Medicus/MEDLINE
Medical Documentation Service
Reference Update
Research Alert
Science Citation Index
SCISEARCH Database

KARGER
Fax +49 761 4 52 07 14
E-mail Information@Karger.de
www.karger.com

Accessible online at:
www.karger.com/onk

ONKOLOGIE

Supplement 2,
Band 32,
Juli 2009

IX. Interdisziplinärer Expertenworkshop Gastrointestinale Tumore

Münsing, 5.–7. Februar 2009

Gast-Herausgeber

Hans-Joachim Schmoll, Halle (Saale)
Wolff Schmiegel, Bochum

11 Abbildungen, 9 farbig, 4 Tabellen

KARGER

Basel · Freiburg · Paris · London · New York ·
Bangalore · Bangkok · Shanghai · Singapore · Tokyo · Sydney

Inhalt · Contents

ONKOLOGIE

Band 32, Supplement 2, Juli 2009

Vol. 32, Supplement 1, July 2009

KARGER

Fax +49 761 4 52 07 14
E-mail Information@Karger.de
www.karger.com

Accessible online at:
www.karger.com/onk

ONKOLOGIE

Onkologie 2009;32(suppl 2):1
DOI: 10.1159/000213481

Vorwort

Hans-Joachim Schmoll[a] Wolff Schmiegel[b]

[a] Klinik und Poliklinik für Innere Medizin, Martin-Luther-Universität Halle–Wittenberg, Halle (Saale),
[b] Medizinische Universitätsklinik, Knappschaftskrankenhaus, Ruhr-Universität Bochum, Deutschland

Der IX. Interdisziplinäre Expertenworkshop «Gastrointestinale Tumore», an dem 29 Vertreter der Fachbereiche internistische Onkologie, Gastroenterologie, Strahlentherapie, Chirurgie und Pathologie teilnahmen, bot einen Überblick über den aktuellen Stand der Wissenschaft im Bereich der gastrointestinalen Karzinome, wobei der Schwerpunkt auf dem Kolon- und Rektumkarzinom lag, da in diesem Bereich die meisten neuen Entwicklungen zu verzeichnen waren.

Aktuelle Aspekte zur Diagnostik und Verlaufskontrolle von kolorektalen Lebermetastasen mit neuen bildgebenden Verfahren wurden genauso diskutiert wie chirurgische Verfahren zur Verbesserung der Resektabilität oder neue Daten zur neoadjuvanten oder adjuvanten systemischen Therapie bei (noch nicht) resektablen Lebermetastasen. Hierbei ergab sich unter anderem die interessante Frage, welches der beste Parameter zur Erfolgsbeurteilung einer präoperativen Therapie ist, und es wurde beschlossen, durch eine gemeinsame Anstrengung der internistischen und chirurgischen Fachgesellschaften eine deutschlandweite Studie zur systemischen Therapie vor bzw. nach Lebermetastasenresektion auf den Weg zu bringen.

Weitere Programmpunkte waren die palliative Therapie des kolorektalen Karzinoms vor dem Hintergrund neuester Daten zu prädiktiven molekularen Markern wie KRAS und BRAF, die den Stellenwert der neuen Antikörpertherapien und ihre Integration in das gesamttherapeutische Konzept neu definieren. Auch Neuentwicklungen bei den lokoregionären Therapieverfahren wie der Chemoembolisation, der Radiofrequenztherapie und der SIRT sowie der stereotaktischen Radiotherapie wurden beleuchtet und hinsichtlich ihres gegenwärtigen und künftigen Potenzials evaluiert. Darüber hinaus wurde auf spezielle Therapiesituationen eingegangen – so auf die Frage, ob und wie Patienten mit einem metastasierten kolorektalen Karzinom und Leberinsuffizienz systemisch zu behandeln sind.

Einen weiteren Schwerpunkt bildeten das laparoskopische Vorgehen bei der kolorektalen Karzinomchirurgie und die adjuvante Therapie des Kolonkarzinoms im Stadium II und III unter Berücksichtigung genetischer Marker wie der Mikrosatelliten-Instabilität.

Ebenfalls wichtige Themen waren die Rolle der Magnetresonanztomographie bei der Indikationsstellung zur neoadjuvanten Therapie des Rektumkarzinoms und die Intensivierung der neoadjuvanten Therapie beim Rektumkarzinom mit dem Ziel, die Fernmetastasierungsrate zu reduzieren. Hier wurden zum Teil überraschende neue Aspekte vorgestellt und intensiv diskutiert.

Die wichtigsten Ergebnisse dieser zweitägigen Diskussionsrunde sind im vorliegenden Supplement zusammengefasst. Der Text erhebt keinen Anspruch auf Vollständigkeit hinsichtlich der vielfältigen, teils kontroversen Diskussionen und ist auch nicht als umfassende Übersichtsarbeit zum Thema gastrointestinale Tumoren gedacht. Angesichts des rasanten Fortschritts fällt es aber schwer, die neuen Erkenntnisse zeitnah in Leitlinien-Gremien zu diskutieren und in Leitlinien-Updates umzusetzen. Deshalb ist es sinnvoll und notwendig, interdisziplinäre Treffen durchzuführen, bei denen neue Studienergebnisse diskutiert und hinsichtlich ihrer klinischen Relevanz beurteilt werden.

Wir hoffen, dass das vorliegende Supplement Ärzten aller onkologischen Fachdisziplinen eine Hilfe sein kann, die aktuellen Entwicklungen in der Onkologie zeitnah in ihre therapeutischen Entscheidungen miteinzubeziehen.

Prof. Dr. Hans-Joachim Schmoll

Prof. Dr. Wolff Schmiegel

KARGER
Fax +49 761 4 52 07 14
E-mail Information@Karger.de
www.karger.com

Accessible online at:
www.karger.com/onk

ONKOLOGIE

Onkologie 2009;32(suppl 2):2

IX. Interdisziplinärer Expertenworkshop 2009 «Gastrointestinale Tumore» – Autorenverzeichnis

Dr. Dirk Arnold
Klinik und Poliklinik für Innere Medizin
Universitätsklinikum Halle
Ernst-Grube-Straße 40, 06120 Halle
dirk.arnold@medizin.uni-halle.de

Prof. Dr. Hans-Peter Bruch
Abteilung Chirurgie
Universitätsklinik Lübeck
Ratzeburger Allee 160, 23562 Lübeck
bruch@uni-luebeck.de

Prof. Dr. Michael Geißler
Klinik für Onkologie, Gastroenterologie und Allgemeine Innere Medizin
Klinikum Esslingen
Hirschlandstraße 97, 73707 Esslingen
m.geissler@klinikum-esslingen.de

Prof. Dr. Jörg Thomas Hartmann
Medizinische Klinik II
Klinikum der Eberhard-Karls-Universität
Otfried-Müller-Straße 10, 72076 Tübingen
joerg.hartmann@med.uni-tuebingen.de

Prof. Dr. Susanna Hegewisch-Becker
Gemeinschaftspraxis
Eppendorfer Landstraße 42, 20249 Hamburg
hegewisch@t-online.de

Prof. Dr. Thomas Höhler
Prosper-Hospital
Mühlenstraße 27, 45659 Recklinghausen
thomas.hoehler@prosper-hospital.de

Prof. Dr. Arnulf Hölscher
Klinik für Allgemein-, Viszeral- und Tumorchirurgie
Universitätsklinik zu Köln
Kerpener Straße 62, 50937 Köln
arnulf.hoelscher@uk-koeln.de

Prof. Dr. Thomas Kirchner
Pathologisches Institut der Universität München
Thalkirchner Straße 36, 80337 München
thomas.kirchner@med.uni-muenchen.de

Prof. Dr. Wolfram Trudo Knoefel
Universitätsklinik Düsseldorf
Moorenstraße 5, 40225 Düsseldorf
knoefel@uni-duesseldorf.de

Prof. Dr. Stefan Kubicka
Medizinische Hochschule Hannover
Carl-Neuberg-Straße 1, 30625 Hannover
kubicka.stefan@mh-hannover.de

Prof. Dr. Hauke Lang
Universitätsklinik Mainz
Langenbeckstraße 1, 55131 Mainz
lang@ach.klinik.uni-mainz.de

Prof. Dr. Nisar Malek
Medizinische Hochschule Hannover
Carl-Neuberg-Straße 1, 30625 Hannover
malek.nisar@mh-hannover.de

PD Dr. Markus Möhler
I. Medizinische Klinik und Poliklinik
Universitätsklinik Mainz
Langenbeckstraße 1, 55131 Mainz
moehler@1-med.klinik.uni-mainz.de

Prof. Dr. Peter Neuhaus
Klinik für Allgemein-, Visceral- und Transplantationschirurgie
Charité Campus Virchow Klinikum
Augustenburger Platz 1, 13353 Berlin
peter.neuhaus@charite.de

PD Dr. Helmut Oettle
Internistische Gemeinschaftspraxis
Friedrichstraße 53, 88045 Friedrichshafen
helmut.oettle@charite.de

Dr. Maciej Pech
Medizinische Fakultät Universitätsklinikum Magdeburg
Otto-von-Guericke-Universität Magdeburg
Leipziger Straße 44, 39120 Magdeburg
Maciej.Pech@med.ovgu.de

PD Dr. Karsten Ridwelski
Klinik für Allgemein- und Visceralchirurgie
Klinikum Magdeburg / Krankenhaus Olvenstedt
Birkenallee 34, 39130 Magdeburg
Karsten.Ridwelski@klinikum-magdeburg.de

Prof. Dr. Hanno Riess
Abteilung für Innere Medizin / Hämatologische Ambulanz
Universitätsklinik Charité
Augustenburger Platz 1, 13353 Berlin
hanno.riess@charite.de

Prof. Dr. Claus Rödel
Zentrum Radiologie / Abteilung Strahlentherapie
Klinikum der Johann-Wolfgang-Goethe-Universität
Theodor-Stern-Kai 7, 60590 Frankfurt
Claus.Roedel@kgu.de

Prof. Dr. Ernst J. Rummeny
Institut für Röntgendiagnostik
Klinikum rechts der Isar
Ismaninger Straße 22, 81675 München
rummeny@roe.med.tum.de

Prof. Dr. Hans-Jürgen Schlitt
Klinik und Poliklinik für Chirurgie
Universitätsklinikum Regensburg
Franz-Josef-Strauß-Allee 1, 93053 Regensburg
hans.schlitt@klinik.uni-regensburg.de

Prof. Dr. Wolff Schmiegel
Medizinische Universitätsklinik
Ruhr-Universität Bochum,
Knappschaftskrankenhaus
In der Schornau 23–25, 44892 Bochum
wolff.schmiegel@ruhr-uni-bochum.de

Prof. Dr. Hans-Joachim Schmoll
Klinik und Poliklinik für Innere Medizin
Universitätsklinikum Halle
Ernst-Grube-Straße 40, 06120 Halle
hans-joachim.schmoll@medizin.uni-halle.de

Prof. Dr. Ludger Staib
Klinik für Allgemein- und Visceralchirurgie
Städtische Kliniken
Hirschlandstraße 97, 73730 Esslingen
l.staib@kliniken-es.de

Dr. Tanja Trarbach
Innere Klinik und Poliklinik für Tumorforschung
Universitätsklinikum Essen
Hufelandstraße 55, 45147 Essen
tanja.trarbach@uni-essen.de

Prof. Dr. Udo Vanhoefer
Zentrum Innere Medizin
Marienkrankenhaus
Alfredstraße 9, 22087 Hamburg
vanhoefer.innere@marienkrankenhaus.org

KARGER

Fax +49 761 4 52 07 14
E-mail Information@Karger.de
www.karger.com

Accessible online at:
www.karger.com/onk

ONKOLOGIE

Onkologie 2009;32(suppl 2):3–6
DOI: 10.1159/000213482

Laparoskopische Chirurgie und adjuvante Therapie des Kolonkarzinoms

Stefan Kubicka[a] Michael Geißler[b] Hans-Peter Bruch[c] Tanja Trarbach[d]

[a] Abteilung Gastroenterologie, Hepatologie und Endokrinologie, Medizinische Hochschule Hannover,
[b] Klinik für Onkologie und Gastroenterologie, Zertifiziertes Darmzentrum der DKG, Klinikum Esslingen,
[c] Klinik für Chirurgie, Universitätsklinikum Schleswig-Holstein, Campus Lübeck,
[d] Innere Klinik und Poliklinik für Tumorforschung, Universitätsklinikum Essen, Deutschland

Schlüsselwörter
Kolonkarzinom · Laparoskopische Chirurgie · Adjuvante Therapie · Mikrosatelliten-Instabilität (MSI)

Zusammenfassung
Derzeit werden etwa 10% aller onkologischen Eingriffe am Kolon laparoskopisch durchgeführt. Die Akzeptanz nimmt zu. Nach erfolgter R0-Resektion gilt für Patienten im Stadium III: Eine adjuvante Therapie ist ohne Altersbeschränkung indiziert. Es sollen Oxaliplatin-haltige Protokolle verwendet werden. Bei Kontraindikationen gegen Oxaliplatin ist eine Monotherapie mit Fluoropyrimidinen indiziert. Dabei werden orale Fluoropyrimidine (Capecitabin) den infusionalen Schemata vorgezogen. Der Einsatz von 5-FU-Bolus-Regimen wird als obsolet angesehen. Für das Stadium II gilt: Ist bei diesen Patienten auf dem Boden der QUASAR-Daten eine adjuvante Chemotherapie geplant, können monotherapeutisch Fluoropyrimidine (z. B. Capecitabin) eingesetzt werden. Da Patienten, deren Tumor eine hochfrequente Mikrosatelliten-Instabilität (MSI) aufweist, nicht von einer Fluoropyrimidin-Monotherapie profitieren, sollte vor der Therapieentscheidung der MSI Status überprüft werden.

Key Words
Colon carcinoma · Laparoscopic surgery · Adjuvant therapy · Microsatellite instability (MSI)

Summary
Laparoscopic Surgery and Adjuvant Therapy for Colon Cancer
At present, about 10% of all oncological procedures in the colon are carried out laparoscopically. Acceptance is increasing. After successful R0 resection, the rule for stage III patients is: adjuvant therapy is indicated regardless of age. Regimens containing oxaliplatin should be used. If there are contraindications for oxaliplatin, then fluoropyrimidine monotherapy is indicated, with oral fluoropyrimidines (capecitabine) being given precedence over infusional schemes. The use of 5-FU bolus regimens is regarded as obsolete. For stage II, the following applies: If an adjuvant chemotherapy is planned in these patients on the basis of the QUASAR data, then fluoropyrimidine monotherapy (e.g. capecitabine) can be given. Since patients whose tumours show a high frequency of microsatellite instability (MSI) do not benefit from a fluoropyrimidine monotherapy, the MSI status should be determined before choosing therapy.

Laparoskopische Chirurgie beim Kolonkarzinom

Das laparoskopische Vorgehen bei der kolorektalen Karzinomchirurgie wird nach wie vor kontrovers diskutiert. Die Befürworter des Verfahrens heben hervor, dass die postoperative Lebensqualität deutlich besser ist, wenn laparoskopisch operiert wird – denn die postoperativen Schmerzen sind geringer, und es kommt seltener zu Verwachsungen und somit zu weniger Adhäsionsbeschwerden, weil auch die postoperative Entzündungsreaktion geringer ist. Außerdem ist die Dauer der postoperativen Darmatonie reduziert, und die Lungenfunktion normalisiert sich rascher. All dies bewirkt eine kürzere Verweildauer in der Klinik [1], eine raschere Rekonvaleszenz und eine schnellere Arbeitsfähigkeit der Patienten.

Kritiker des laparoskopischen Vorgehens weisen darauf hin, dass die Lernkurve, also die Zeit, bis der Chirurg das laparoskopische Operieren beherrscht, sehr lang ist. Bei den weniger Geübten dauert der laparoskopische Eingriff 3- bis 4-mal so lang wie die offene Laparotomie. Das ist für den Patienten belastend und außerdem sehr kostenintensiv. Dazu kommt der hohe technische Aufwand (Tab. 1). Außerdem ist das laparoskopische Vorgehen nur bei kleinen, kurablen Karzinomen sinnvoll. Hier werden, wenn der Chirurg erfahren ist, gleiche Langzeit-Überlebensraten wie bei der offenen Kolektomie erreicht [2, 3]. Wird die Anatomie aber unübersichtlich und steht die R0-Resektabilität in Frage, muss sofort konvertiert und offen weiteroperiert werden. Fehlt dem Chirurgen die Erfahrung, sind die Langzeitergebnisse des laparoskopischen Vorgehens deutlich schlechter.

Man schätzt, dass derzeit etwa 10 % aller onkologischen Eingriffe am Kolon laparoskopisch durchgeführt werden. Die Akzeptanz nimmt aber zu, so dass in Zukunft mit einer weiteren Verbreitung der laparoskopischen Kolonchirurgie gerechnet werden kann.

Molekulargenetische Marker und Pharmakogenomik

Genetisch instabile Tumoren bedeuten eine schlechte Prognose. Das ist das wichtigste Ergebnis einer kürzlich publizierten Meta-Analyse, die bei Patienten mit kolorektalem Karzinom einen klaren Zusammenhang zwischen der chromosomalen Instabilität (CIN) und der Prognose aufzeigen konnte. Für Patienten mit einem Kolonkarzinom im Stadium II–III lag die Hazard Ratio bei 1,45, wenn der Tumor CIN-positiv (aneuploid/polyploid) war, d. h. das Sterberisiko war um 45 % erhöht (p < 0,001) [4]. Für die Praxis

Tab. 1. Laparoskopische Kolonchirurgie: Pro und Contra

Laparoskopische Kolonchirurgie	
PRO	CONTRA
• Schmerz ↓	• OP-Dauer
• Adhäsionsbeschwerden ↓	• Lernkurve
• postoperative Atonie ↓	• schwierige Präparation
• Entzündungsreaktion ↓	• hoher technischer Aufwand
• Lungenfunktion ↑	• Kosten
• Verweildauer ↓	
• Rekonvaleszenz ↑	
• schnellere Arbeitsfähigkeit	
• verbesserte Kosmetik	

hat diese Erkenntnis derzeit noch keine Konsequenz, wohl aber für klinische Studien. Insbesondere in Studien, in denen eine adjuvante Therapie geprüft wird, sollte der CIN-Status prospektiv mitbestimmt werden – auch deshalb, weil er möglicherweise den Effekt des MSI-Status (s. u.) überlagert.

Die Mikrosatelliten-Instabilität (MSI) resultiert aus einer defekten DNA-Mismatch-Reparatur (dMMR), und es ist bekannt, dass Patienten mit Tumoren, die eine hochfrequente MSI aufweisen, eine bessere Prognose haben [5]. Dies gilt nach aktuellen Daten der PETACC-3-Studie insbesondere für Patienten mit einem Kolonkarzinom im Stadium II, während für Patienten im Stadium III der Unterschied nicht signifikant war [6]. Vor diesem Hintergrund sollte der MSI-Status von Stadium-II- und Stadium-III-Patienten künftig getrennt erfasst werden.

Wichtig für die Therapieentscheidung ist, dass dem MSI-Status nicht nur eine prognostische, sondern auch eine prädiktive Bedeutung zukommt. So haben mehrere Studien klar gezeigt, dass Patienten mit Tumoren, die eine hochfrequente MSI aufweisen, nicht von einer adjuvanten Mono-Chemotherapie mit 5-Fluorouracil (5-FU) profitieren [5, 7, 8]. In der Studie von Ribic et al. [7] wirkte sich die adjuvante Therapie tendenziell sogar negativ auf das Gesamtüberleben der Patienten aus, wenn der Tumor eine hochfrequente MSI aufwies. War der Tumor dagegen Mikrosatelliten-stabil (MSS) oder wies nur eine geringe MSI auf, überlebten die Patienten, die eine adjuvante Chemotherapie erhielten, signifikant länger als diejenigen, die keine adjuvante Therapie erhielten (p = 0,02). Die Meta-Analyse von Popat et al. [5] bestätigte diese Zusammenhänge. Auch in der aktuellen Studie von Jover et al. [8] war die adjuvante 5-FU-Gabe nur dann von Nutzen, wenn der kolorektale Tumor Mikrosatelliten-stabil war (Abb. 1).

Stadium II – neue Kriterien für die Therapieentscheidung

Was bedeuten die neuen Erkenntnisse zur MSI für die Praxis? Nach den aktuellen S3-Leitlinien [9] kann bei Patienten mit einem

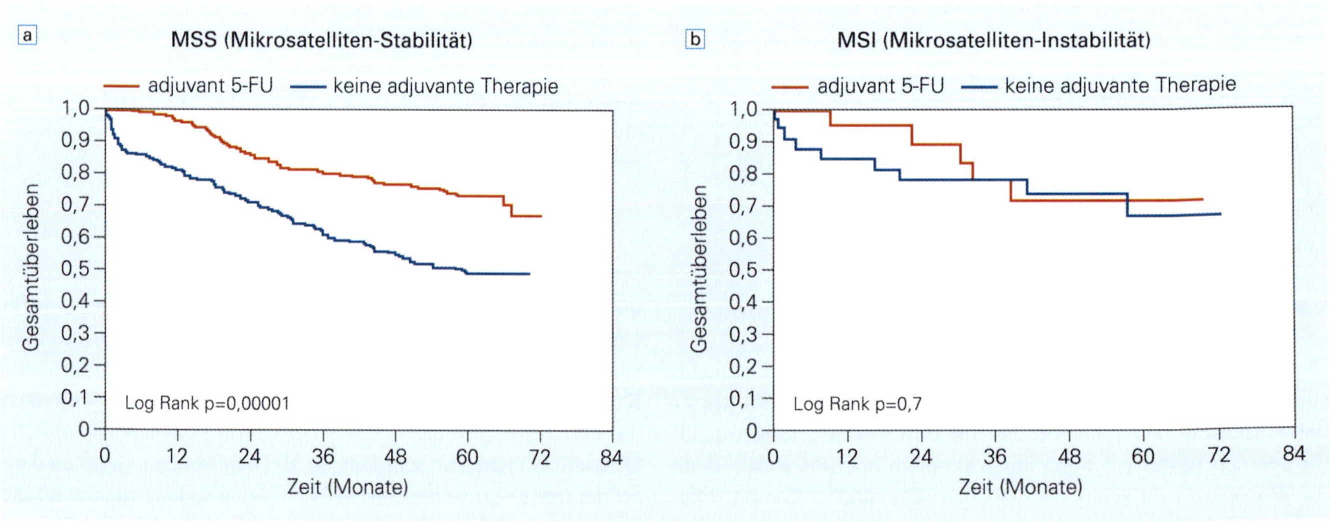

Abb. 1 a, b. Die Wirksamkeit einer adjuvanten Mono-Chemotherapie mit 5-FU hängt vom MSI-Status ab (nach: Jover R et al., Eur J Cancer 2009;45(3):365–373).

Kolonkarzinom im Stadium II *ohne Risikofaktoren* eine adjuvante Chemotherapie durchgeführt werden. Diese Empfehlung basiert im Wesentlichen auf der britischen QUASAR-Studie (QUick And Simple And Reliable), an der 3239 Patienten mit kurativ reseziertem Karzinom teilnahmen, davon 91 % Lymphknoten-negative und somit Stadium-II-Patienten [10]. Die Patienten wurden randomisiert, um entweder 6 Zyklen einer 5-FU-haltigen adjuvanten Chemotherapie (5-FU mit/ohne Levamisol bzw. Folinsäure (FS)) zu erhalten oder nur nachbeobachtet zu werden. Nach einer medianen Beobachtungszeit von 5,5 Jahren waren in der Chemotherapiegruppe 311 Todesfälle aufgetreten – versus 370 Todesfälle in der Beobachtungsgruppe. Dieser Unterschied war mit p = 0,008 signifikant und entsprach einem relativen Überlebensvorteil von 18 % und einem absoluten Überlebensvorteil von 3,6 % durch die adjuvante, 5-FU-basierte Therapie.
Dagegen liegen für den Einsatz von Oxaliplatin im «low risk» Stadium II keine überzeugenden Daten vor. So zeigte ein Update der MOSAIC-Studie nach einer Nachbeobachtungszeit von 6 Jahren klar, dass die Gabe von Oxaliplatin zusätzlich zu infusionalem 5-FU/FS für Patienten im Stadium II keinen Vorteil bietet [11, 12].
In der aktuellen S3-Leitlinie wird aus dem Gesagten folgende Empfehlung abgeleitet: Wird bei Patienten mit Stadium-II-Tumoren eine adjuvante Chemotherapie durchgeführt, können Fluoropyrimidine als Monotherapie eingesetzt werden. Orale Fluoropyrimidine werden den infusionalen Schemata vorgezogen. Bolusregime sollen wegen der höheren Toxizität nicht mehr verwendet werden [9].
Angesichts der aktuellen Daten zur Mikrosatelliten-Instabilität, die bei etwa 14–16 % der Patienten vorliegt, sollte routinemäßig auf MSI getestet werden, bevor mit einer Fluoropyrimidin-Monotherapie begonnen wird [13]. Dieses Vorgehen erhöht die Effizienz der adjuvanten Therapie im «low risk» Stadium II aus zwei Gründen – es schließt die Patienten aus, die von der Therapie nicht profitieren werden oder denen die Therapie sogar schadet, und es schließt gleichzeitig die Patienten aus, die auch ohne Therapie eine gute Prognose haben.
Für Patienten im Stadium II *mit Risikofaktoren* (T4-Tumor, Tumorperforation/ einriss, Operation unter Notfallbedingungen, Anzahl untersuchter Lymphknoten zu gering) gilt nach der aktuellen S3-Leitlinie: Eine adjuvante Chemotherapie sollte erwogen werden, da die genannten Faktoren als prognostisch ungünstig identifiziert wurden [9]. Auch diese Patienten können eine Fluoropyrimidin-Monotherapie erhalten – und sollten dann vorher auf MSI getestet werden.
Hochrisiko Patienten im Stadium II können aber auch mit dem Chemotherapieregime FOLFOX (infusionales 5-FU + Oxaliplatin) behandelt werden. Diese Empfehlung basiert auf der MOSAIC-Studie, in der die Untergruppe der Hochrisikopatienten (hier definiert als: T4-Tumor, Tumorperforation, Ileus, schlecht differenzierter Tumor, Blutgefäßinvasion und/oder weniger als 10 untersuchte Lymphknoten) von der zusätzlichen Oxaliplatin-Gabe profitierte. Das krankheitsfreie 5-Jahres-Überleben lag bei 82,1 % in der FOLFOX4-Gruppe versus 74,9 % in der 5-FU/FS-Gruppe, was eine Verbesserung um absolut 7,2 % und um relativ 26 % (HR = 0,74) bedeutet [9, 11, 12]. Wird FOLFOX gegeben, ist eine MSI-Testung nicht erforderlich, denn die Daten zur Nicht-Wirksamkeit der adjuvanten Therapie bei Mikrosatelliten-Instabilität beziehen sich nur auf die 5-FU-Monotherapie, nicht auf die Kombinationstherapie.

Stadium III – wann wie therapieren?

In der aktuellen S3-Leitlinie ist festgehalten, dass bei Patienten mit einem R0-resezierten Kolonkarzinom im Stadium III eine adjuvante Chemotherapie indiziert ist. Eine Altersbeschränkung für die Durchführung einer adjuvanten Chemotherapie existiert nicht [9]. Es soll, basierend auf den Daten der MOSAIC-Studie, eine Oxaliplatin-haltige Therapie zum Einsatz kommen [11, 12].
Liegt eine Kontraindikation gegen Oxaliplatin vor, ist eine Monotherapie mit Fluoropyrimidinen indiziert. Dabei ist eine orale Applikation mittels Capecitabin den infusionalen Regimen vorzuziehen. Der Einsatz von Bolus-Regimen gilt als obsolet. Diese Empfehlung der S3-Leitlinie basiert im Wesentlichen auf den Ergebnissen der X-ACT-Studie, die zeigen konnte, dass Capecitabin hinsichtlich des krankheitsfreien Überlebens (primärer Endpunkt) einem 5-FU-Bolus-Schema nicht unterlegen ist [13]. Das Gesamtüberleben nach 5 Jahren betrug 71,4 % in der mit Capecitabin behandelten Gruppe versus 68,4 % im 5-FU/FS-Arm (Test auf Nicht-Unterlegenheit: p = 0,000116) (Abb. 2). Hinsichtlich der Nebenwirkung Hand-Fuß-Syndrom wurde beobachtet, dass Patienten, die ein solches entwickelten, eine Verbesserung des 5-Jahres-Überlebens zeigten (73,8 vs. 66,3 %) [14] (Tab. 2). Diese Beobachtung sollte jedoch prospektiv überprüft werden, bevor das Hand-Fuß-Syndrom als klinischer Marker für eine individuell optimierte Capecitabin-Dosis dienen kann.
Hinsichtlich des MSI-Status im Stadium III konnte von Sargent et al. [15] gezeigt werden, dass es bei den Patienten mit Mikrosatelliten-Instabilität, bei denen eine Fluoropyrimidin-Monotherapie verabreicht wurde, weder zu einer Verbesserung noch zu einer Verschlechterung des krankheitsfreien Überlebens kam (p = 0,86; HR = 1,08). Da in diese Analyse aber nur 63 Patienten eingingen, wäre vor einer abschließenden Beurteilung der Bedeutung des MSI-Status im Stadium III die Untersuchung an einer größeren Patientenpopulation wünschenswert.
Ob die Gabe des VEGF-Antikörpers Bevacizumab zusätzlich zu FOLFOX oder XELOX (Capecitabin + Oxaliplatin) in der Adjuvanz von Nutzen ist, wird derzeit in einer Phase-III-Studie (AVANT-Studie) untersucht. Die Rekrutierung für diese Studie (n = 3450 Patienten) ist inzwischen abgeschlossen. In der PETACC-8-Studie wird an 2000 Patienten randomisiert untersucht,

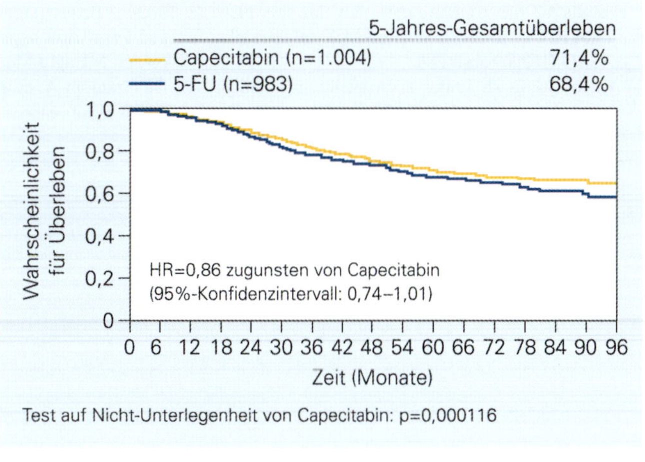

Abb. 2. X-ACT-Studie: 5-Jahres-Gesamtüberleben (ITT-Analyse) [13].

Tab. 2. X-ACT-Studie: Gesamtüberleben in Abhängigkeit von dem Auftreten eines Hand-Fuß-Syndroms [14]

Mediane Nachbeobachtungszeit: 6,8 Jahre							
	Capecitabin			5-FU + Folinsäure			
Gruppe	n	alle Ereignisse	5-Jahres-Gesamtüberleben (%)	n	alle Ereignisse	5-Jahres-Gesamtüberleben (%)	relatives Risiko (95%-Konfidenzintervall)
alle Patienten	1004	319	70,90	983	351	67,77	0,86 (0,74–1,01)
Patienten ohne Hand-Fuß-Syndrom	391	139	66,31	888	317	67,72	1,03 (0,84–1,26)
Patienten mit Hand-Fuß-Syndrom des Grades 1–3	613	180	73,78	95	34	68,12	0,79 (0,54–1,13)

ob der EGFR-Antikörper Cetuximab, zusätzlich zu FOLFOX verabreicht, Vorteile hinsichtlich des krankheitsfreien Überlebens erbringt. Die Effektivitätsdaten beider Studien bleiben abzuwarten. Im Gegensatz dazu werden die Wirksamkeitsdaten der XELOXA-Studie (Capecitabin + Oxaliplatin vs. 5-FU/FS-Bolusregime bei Patienten im Stadium III), zu der bereits Verträglichkeitsdaten präsentiert wurden [16], in Kürze vorliegen.

Disclosure Statement

The authors have been speakers and contributors to the meeting and the publication "IX. Interdisziplinärer Expertenworkshop 'Gastrointestinale Tumore', Schlossgut Oberambach, Münsing", sponsored by Roche Pharma AG.

Literatur

1 Böhm, et al: 2007.
2 COST Study Group: A comparison of laparoscopically assisted and open colectomy for colon cancer. New Engl J Med 2004;350:2050–2059.
3 Veldkamp R, et al: (COLOR-Studie): Laparoscopic surgery versus open surgery for colon cancer: short-term outcomes of a randomised trial. Lancet Oncol 2005;6:477–484.
4 Walther A, et al: Association between chromosomal instability and prognosis in colorectal cancer: a meta-analysis. Gut 2008;57:941–950.
5 Popat S, et al: Systematic review of microsatellite instability and colorectal cancer prognosis. J Clin Oncol 2005;23:609–618.
6 Roth AD, et al: Correlation of molecular markers in colon cancer with stage-specific prognosis: results of the translational study on the PETAACC 3 – EORTC 40993-SAKK 60-00 trial. ASCO GI 2009;abstr 288.
7 Ribic CM, et al: Tumor microsatellite-instability status as a predictor of benefit from fluorouracil-based adjuvant chemotherapy for colon cancer. N Engl J Med 2003;349:247–257.
8 Jover R, et al: The efficacy of adjuvant chemotherapy with 5-fluorouracil in colorectal cancer depends on the mismatch repair status. Eur J Cancer 2009;45:365–373.
9 Schmiegel W, et al: S3-Leitlinie «Kolorektales Karzinom» – Aktualisierung 2008. Z Gastroenterol 2008;46:799–840.
10 Quasar Collaborative Group: Adjuvant chemotherapy versus observation in patients with colorectal cancer: a randomised study. Lancet 2007;370:2020–2029.
11 André T, et al: Multicenter International Study of Oxaliplatin/5-Fluorouracil/Leucovorin in the Adjuvant Treatment of Colon Cancer (MOSAIC) Investigators: Oxaliplatin, fluorouracil, and leucovorin as adjuvant treatment for colon cancer. N Engl J Med 2004;350:2343–2351.
12 De Gramont A, et al: Oxaliplatin/5FU/LV in adjuvant colon cancer: updated efficacy results of the MOSAIC trial, including survival, with a median follow-up of six years. ASCO 2007;abstr 4007.
13 Twelves C, et al: Capecitabine as adjuvant treatment for stage III colon cancer. N Engl J Med 2005;352:2696–2704.
14 Twelves C, et al: Capecitabine versus 5-FU/LV in stage III colon cancer: Updated 5-year efficacy data from X-ACT trial and preliminary analysis of relationship between hand-foot syndrome (HFS) and efficacy. ASCO GI 2008;abstr 274.
15 Sargent DJ, et al: Confirmation of deficient mismatch repair (dMMR) as a predictive marker for lack of benefit from 5-FU based chemotherapy in stage II and III colon cancer (CC): a pooled molecular reanalysis of randomized chemotherapy trials. ASCO 2008;abstr 4008.
16 Schmoll HJ, et al: Phase III trial of capecitabine plus oxaliplatin as adjuvant therapy for stage III colon cancer: a planned safety analysis in 1,864 patients. J Clin Oncol 2007;25:102–109.

ONKOLOGIE

Onkologie 2009;32(suppl 2):7–12
DOI: 10.1159/000213483

Diagnostik und Therapie von Lebermetastasen bei kolorektalem Primärtumor

Dirk Arnold[a] Ernst J. Rummeny[b] Thomas Kirchner[c] Karsten Ridwelski[d] Helmut Oettle[e,f] Jörg Thomas Hartmann[g] Markus Moehler[h] Arnulf Hölscher[i] Hauke Lang[j] Hans J. Schlitt[k] Peter Neuhaus[l]

[a] Klinik und Poliklinik für Innere Medizin IV, Abteilung für Onkologie und Hämatologie, Martin-Luther-Universität Halle–Wittenberg, Halle (Saale); [b] Institut für Röntgendiagnostik, Klinikum rechts der Isar, Technische Universität München; [c] Pathologisches Institut, Ludwig-Maximilians-Universität München; [d] Klinik für Allgemein- und Viszeralchirurgie, Klinikum Magdeburg; [e] Charité Zentrum für Tumormedizin, Berlin; [f] Onkologische Schwerpunktpraxis, Friedrichshafen; [g] Südwestdeutsches Tumorzentrum, Medizinische Klinik II, Tübingen; [h] I. Medizinische Klinik und Poliklinik, Universitätsmedizin Mainz; [i] Klinik für Allgemein-, Viszeral- und Tumorchirurgie, Universitätsklinik Köln; [j] Klinik für Allgemein- und Abdominalchirurgie, Universitätsmedizin Mainz; [k] Klinik und Poliklinik für Chirurgie, Universitätsklinikum Regensburg; [l] Klinik für Allgemein-, Viszeral- und Transplantationschirurgie, Charité Campus Virchow-Klinikum, Universitätsmedizin Berlin, Deutschland

Schlüsselwörter

MSCT · DWI-MRT · Kolorektales Karzinom · Lebermetastasen-Resektion · Neoadjuvante Therapie · Adjuvante Therapie · Radiofrequenz-Ablation

Zusammenfassung

Die kontrastverstärkte Mehrschicht-Computertomographie (MSCT) hat sich als das Standard-Schnittbildverfahren sowohl zur Diagnostik als auch zur Therapiekontrolle von Leberläsionen durchgesetzt. Zur Abklärung der lokalen Verhältnisse vor einer Leberteilresektion kann die diffusionsgewichtete Magnetresonanztomographie (DWI-MRT) wichtige zusätzliche Befunde liefern. Um das Kriterium der R0-Resektion zu erfüllen, erscheint ein Sicherheitsabstand von 0,5 mm ausreichend. Eine neoadjuvante Chemotherapie mit dem Ziel, die Tumorgröße zu verringern, kann parallel zur Pfortaderembolisation durchgeführt werden, ohne dass die perioperative Morbidität und Mortalität beeinträchtigt wird. Bezüglich des Managements primär resektabler Lebermetastasen besteht dringender Studienbedarf. Trotz der eher geringen Evidenz wird die adjuvante Chemotherapie in Deutschland derzeit breiter befürwortet als die perioperative Chemotherapie. Auch bezüglich der präoperativen Therapie bei Patienten mit (noch) nicht resektablen Lebermetastasen besteht erheblicher Studienbedarf. Bei KRAS-Wildtyp-Tumoren werden mit einer Cetuximab/Chemotherapie-Kombination hohe Ansprechraten (im Sinne einer metrischen Verkleinerung der Metastasen) erzielt. Bevacizumab/Chemotherapie-Kombinationen führen zu hohen pathohistologischen Komplett- und Partialremissionen. Welches der beste Parameter zur Erfolgsbeurteilung einer präoperativen Therapie ist, ist derzeit noch unbekannt, weshalb Vergleichsstudien mit dem Überleben als hartem Endpunkt durchgeführt werden müssen.

Key Words

MSCT · DWI-MRT · Colorectal cancer · Liver metastases resection · Neoadjuvant therapy · Adjuvant therapy · Radiofrequency ablation

Summary

Diagnosis and Treatment of Liver Metastases from Primary Colorectal Tumour

Contrast-enhanced multislice computer tomography (MSCT) has established itself as the standard tomographic imaging method both for diagnosis and for treatment monitoring of hepatic lesions. To clarify local conditions before partial liver resection, diffusion-weighted magnetic resonance tomography (DWI-MRT) can also provide important additional information. In order to meet the criteria for a R0 resection, a margin of 0.5 mm seems to be sufficient. Neoadjuvant chemotherapy aiming to reduce tumour size can be given in parallel with portal artery embolisation without adversely affecting perioperative morbidity and mortality. As far as the management of primary resectable liver metastases is concerned, there is an urgent need for more studies. Despite the relatively limited evidence, adjuvant chemotherapy is currently more widely favoured in Germany than perioperative chemotherapy. There is also considerable need for studies concerning preoperative therapy in patients with liver metastases that are not (yet) resectable. In KRAS wild-type tumours, high response rates (in terms of a reduction in the size of metastases) are achieved with a cetuximab/chemotherapy combination. Bevacizumab/chemotherapy combinations lead to high rates of pathohistological complete and partial remissions. What the best parameter for judging the success of preoperative therapy is remains unknown, and so comparison studies using survival as a 'hard' endpoint must be carried out.

KARGER

Fax +49 761 4 52 07 14
E-mail Information@Karger.de
www.karger.com

Accessible online at:
www.karger.com/onk

Standards und neue Möglichkeiten bei der Detektion und dem Therapiemonitoring: Bedeutung von kontrastverstärktem Ultraschall, CT, MRT und PET-CT

Die derzeit gültigen Standards der Bildgebung beim kolorektalen Karzinom sind in der 2004 im Volltext erschienenen S3-Leitlinie festgelegt [1], bedürfen angesichts der rasanten Entwicklung der bildgebenden Verfahren in den letzten Jahren aber einer dringenden Überarbeitung.

Während die Ultraschalldiagnostik in der Hand des Geübten, insbesondere nach intravenöser Gabe von Ultraschallkontrastmitteln, eine sehr gute Erkennbarkeit und Differenzierung von Leberläsionen erlaubt, hat sich die kontrastverstärkte Mehrschicht-Computertomographie (MSCT) als das Standard-Schnittbildverfahren sowohl zur Diagnostik als auch zur Therapiekontrolle durchgesetzt. Bei fraglichen Leberläsionen und zur genaueren Abklärung der lokalen Verhältnisse vor einer Leberteilresektion kann die Magnetresonanztomographie (MRT) wichtige zusätzliche Befunde liefern. So erlaubt dieses Verfahren bei Einsatz spezieller Pulssequenzen wie der diffusionsgewichteten Bildgebung (DWI) oder bei Verwendung von leberspezifischen Kontrastmitteln (Primovist®, Endorem®) eine optimale Detektion auch kleinster Läsionen [2]. Hierbei ist die DWI-MRT allen anderen nichtinvasiven bildgebenden Verfahren, einschließlich der CT und PET-CT (Positronenemissionstomographie), deutlich überlegen [2a, 2b].

Auch der lokale Befund lässt sich beim Kolon- oder Rektumkarzinom mit der CT und der MRT sehr gut darstellen. Die Leitlinie führt hierzu aus: «Ist aus technischen Gründen eine komplette Koloskopie nicht möglich, sollte als alternatives Verfahren z. B. die CT- oder MRT-Koloskopie eingesetzt werden». Bei Betrachtung der Meta-Analysen aus dem Jahr 2005 an insgesamt 6393 Patienten zeigt sich, dass die CT-Koloskopie für Polypen und Tumoren >10 mm eine Sensitivität von 85–93 % und eine Spezifität von 97 % aufweist. Polypen mit einer Größe zwischen 6 und 9 mm werden mit einer Sensitivität von 70–86 % bei einer Spezifität von 86–93 % erkannt [3].

Die Indikation zur PET-CT ergibt sich bei Verdacht auf extrahepatische Befunde dann, wenn eine Ganzkörper-Diagnostik gewünscht wird. So konnte in verschiedenen Studien gezeigt werden, dass mit der PET-CT okkulte entfernte Lymphknotenmetastasen sehr gut erkannt werden können.

Zur Beurteilung des Therapieerfolges spielt die PET-CT im Bereich der Leber bisher keine Rolle. Hier sind als Schnittbildverfahren insbesondere die CT und MRT (Abb. 1, 2) gefordert. Beide Verfahren beziehen zur Abschätzung eines Therapieerfolges Größenmessungen ein, wobei die Auswertung dann im Weiteren nach RECIST-Kriterien erfolgt. Hierzu werden heute vorwiegend 2D-Messungen durchgeführt. Erste Studien belegen jedoch, dass 3D-Messungen aussagekräftiger sein können.

Die neuen Therapieverfahren mit Antikörper/Chemotherapie-Kombinationen zeigen aufgrund ihres Wirkmechanismus teilweise andere schnittbildmorphologische Veränderungen als die Chemotherapie. Solche Phänomene sind z. B. zystische Umbildungen des Tumors bei unveränderter Größe oder pathohistologische Komplettremissionen, obwohl kaum eine Größenänderung stattgefunden hat. Somit stößt die Beurteilung des Therapieerfolges nach den derzeitigen RECIST-Kriterien hier an ihre Grenzen. Erkenntnisse, die diese «biologischen» Therapiephänomene besser charakterisieren, erhofft man sich durch die Verwendung von «funktionellen» Informationen, z. B. von Perfusionsstudien bei der CT. Bei der MRT scheint sich mit Hilfe der Diffusionsbildgebung ein neuer messbarer Parameter, der Diffusionskoeffizient, abzuzeichnen. Erste Untersuchungen zeigen, dass dieser Wert bei erfolgreicher Therapie deutlich ansteigt. Auch die PET-CT könnte hier als funktionelles Verfahren wichtige Beiträge leisten, allerdings sind zum jetzigen Zeitpunkt entsprechende Daten noch sehr spärlich. Lediglich zur lokalen Therapieerfolgskontrolle des Rektumkarzinoms liegen einige Arbeiten vor, die eine deutliche Abnahme der Tracer-Aufnahme bei Respondern bereits 14 Tage nach Therapiebeginn zeigen [4].

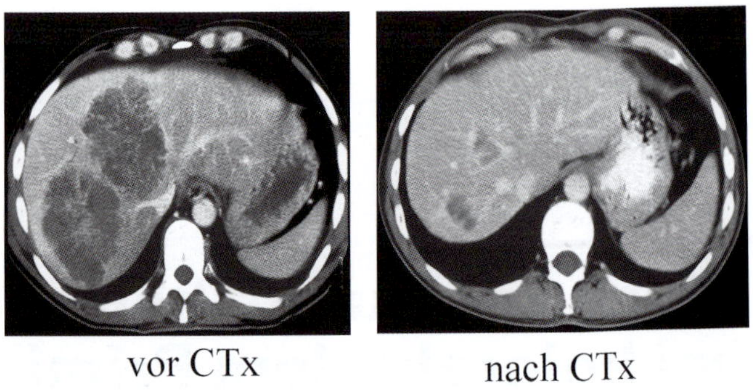

Abb. 1. Metastasen bei Kolon-Ca.

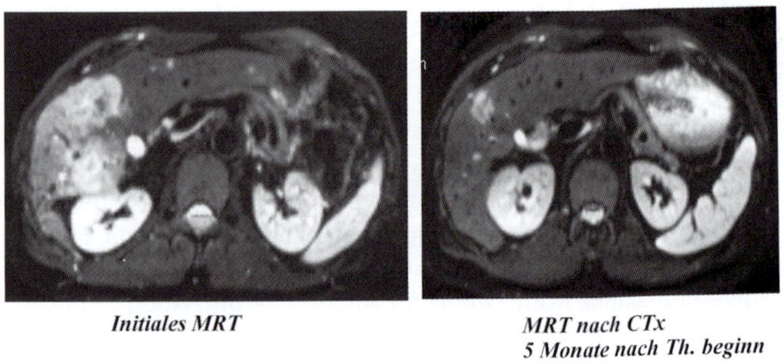

Abb. 2. Metastasen bei Rektum-Ca.

Lebermetastasen – Epidemiologie und Klassifizierung

Jedes Jahr erkranken in Deutschland etwa 72 000 Menschen an einem kolorektalen Karzinom. Bei 10–20 % der Betroffenen liegen synchrone oder metachrone Lebermetastasen vor, ohne dass extrahepatische Fernmetastasen festgestellt werden. Diese 7000–14 000 Patienten pro Jahr sind möglicherweise heilbar. Denn die 5-Jahres-Überlebensrate nach der Resektion von Lebermetastasen liegt derzeit bei etwa 40 % (Abb. 3) – und könnte durch eine verbesserte präoperative Diagnostik, neue chirurgische Verfahren und medikamentöse Therapien in Zukunft noch deutlich ansteigen [5].

Grundlegende Voraussetzung für die Evaluierung neuer Therapieprinzipien in klinischen Studien ist aber eine prognostisch relevante und international anerkannte Klassifikation der Lebermetastasierung. Darüber hinaus muss einheitlich definiert werden, wann Lebermetastasen resektabel bzw. kurabel sind und wann nicht.

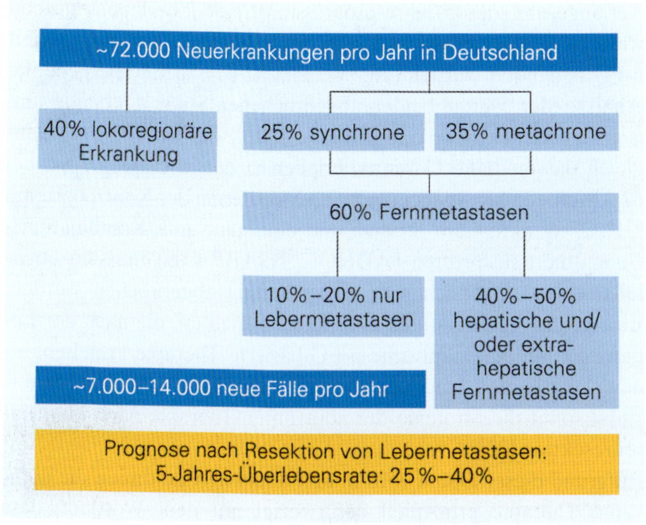

Abb. 3. Kolorektales Karzinom – Neuerkrankungen in Deutschland pro Jahr.

Vorschläge zur Lösung des Problems wurden kürzlich publiziert [6–10], ein Konsensus liegt aber noch nicht vor.

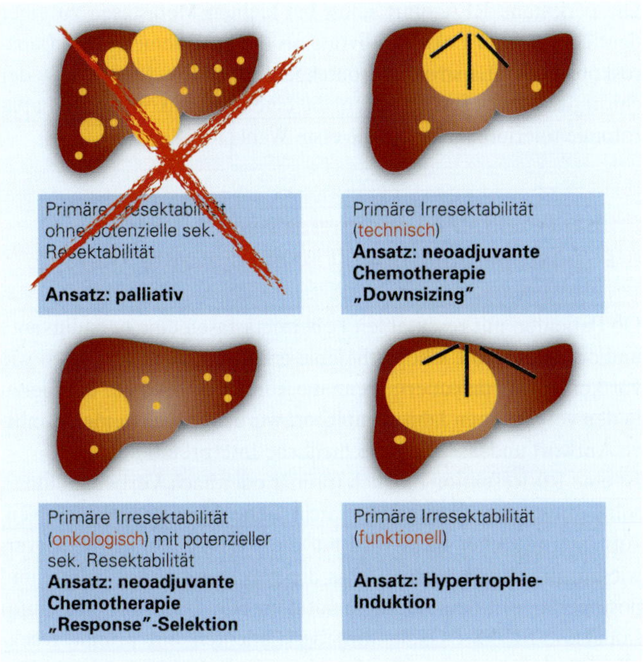

Abb. 4. Primäre Irresektabilität – welcher Ansatz?

Chirurgische Verfahren zur Verbesserung der Resektabilität

Wichtige Kriterien der Resektabilität sind die Lokalisation und die Zahl der Metastasen sowie insbesondere das Volumen des funktionsfähigen Restparenchyms. Früher bedeuteten >3 Lebermetastasen, ein zu erwartender Sicherheitsabstand von <1 cm zum gesunden Lebergewebe und ein zu erwartendes Restparenchym von <40 % Irresektabilität.

Heute erscheint selbst ein Sicherheitsabstand von 0,5 mm ausreichend, um das Kriterium der R0-Resektion zu erfüllen [5], denn die Prognose dieser Patienten ist nicht schlechter als die von Patienten mit größerem Sicherheitsabstand [11]. Bei optimalem technischem Vorgehen lassen sich selbst bei R1-resezierten Patienten Langzeitüberlebenszeiten erreichen, die denen von R0-resezierten Patienten kaum nachstehen. So publizierten de Haas et al. [12] kürzlich 10-Jahres-Überlebenszeiten von 43 % bei R0-resezierten Patienten und von 37 % bei R1-resezierten Patienten.

Patienten mit mehr als 3 Lebermetastasen haben nach retrospektiven Analysen zwar eine signifikant schlechtere Prognose als Patienten mit weniger Metastasen [5, 13], sie gelten aber keineswegs grundsätzlich als nicht operabel. Entscheidend ist, dass 2 benachbarte Lebersegmente erhalten bleiben und dass das zu erwartende funktionsfähige Restparenchym >20 % beträgt, wenn das Lebergewebe nicht vorgeschädigt ist. Nach einer Chemotherapie sollte das zu erwartende funktionsfähige Restparenchym bei >30–40 % liegen. Sind diese Volumina primär nicht zu erreichen, ist eine Pfortaderembolisation (PVE) oder eine Pfortaderligatur indiziert. Diese sollte deutlich vor dem geplanten Eingriff durchgeführt werden und kann das zu erwartende Restvolumen erheblich steigern. Alternativ ist auch eine zweizeitige Leberresektion möglich. Eine neoadjuvante Chemotherapie kann parallel zur PVE durchgeführt werden, ohne dass die perioperative Morbidität und Mortalität beeinträchtigt wird [14] (Abb. 4).

Bedeutung der kompletten radiologischen Response

Sprechen Lebermetastasen auf eine neoadjuvante Chemotherapie vollständig an, bedeutet das in den meisten Fällen dennoch keine Heilung. So waren in einer Studie von 66 radiologisch nicht mehr nachweisbaren Lebermetastasen intraoperativ 20 dennoch sichtbar. Von den restlichen 46, die makroskopisch nicht mehr erkennbar waren, wurde ein Teil reseziert, ein Teil belassen. In 80 % der Resektate waren vitale Tumorzellen vorhanden. An den nicht resezierten Stellen traten in 74 % der Fälle Lokalrezidive auf [15].

Lebermetastasen sollten deshalb möglichst *vor* dem kompletten Ansprechen reseziert werden, einerseits, um intraoperativ gut erkennbar zu sein, und andererseits, um die Patienten nicht unnötig lange mit potenziell toxischen Chemotherapeutika zu belasten. Wenn die Metastasen nicht mehr sichtbar sind, muss die Region dennoch mitreseziert werden, um Lokalrezidive zu verhindern. Ungelöst ist das Problem, wie eine befallene Region trotz Vollremission sicher wiederzufinden ist.

Radiofrequenz-Ablation

Lokoregionäre Therapieverfahren wie die Radiofrequenz-Ablation (RFA) oder die Laser-induzierte interstitielle Thermotherapie (LITT) werden zum einen ergänzend zur chirurgischen Intervention eingesetzt, um bei irresektablen oder nicht R0-resektablen Metastasen das chirurgische Ergebnis zu verbessern und möglichst doch «Tumorfreiheit» zu erreichen. Zum anderen können diese Verfahren bei ausgewählten Patienten, bei denen eine Resektion nicht möglich ist, auch allein zum Einsatz kommen. Ein Hauptproblem dieser Verfahren ist aber die hohe Lokalrezidivrate. Je kleiner die Metastase, desto eher gelingt eine vollständige Thermoablation (R0-Ablation). Ab einer Größe von >3 cm steigt die Rezidivrate deutlich an [16].

Die perkutane RFA führt selbst bei kleinen Metastasen zu einer deutlich höheren Lokalrezidivrate als die im Rahmen einer Laparoskopie oder Laparotomie durchgeführte RFA. Deshalb ist der chirurgische Weg für Patienten, die eine Laparoskopie oder Laparotomie tolerieren können, die erste Wahl [16, 17].

Primär resektable Lebermetastasen – prä-/postoperative oder (keine) adjuvante Therapie?

Ob Patienten mit resektablen Lebermetastasen eine neoadjuvante und/oder adjuvante Chemotherapie erhalten sollen, wird nach wie vor kontrovers diskutiert. Denn die klinischen Studien, die hierzu in den vergangenen Jahren publiziert wurden, geben keine definitive Antwort und lassen unterschiedliche Interpretationen zu.

Ist eine R0-Resektion möglich (primär oder nach Vorbehandlung), sollte diese aus chirurgischer Sicht ohne Verzögerung erfolgen. Aus internistischer Sicht wird auf die EORTC-Studie 40983 verwiesen, die zeigen konnte, dass die perioperative (also prä- und postoperative) Chemotherapie mit dem FOLFOX4-Schema (infusionales 5-FU/FS + Oxalipatin) bei Patienten mit primär resektablen Lebermetastasen das Rezidivrisiko um 19 % reduziert. Das 3-Jahres-progressionsfreie Überleben konnte im Vergleich zu den nur resezierten Patienten um absolut 7,3 % (von 28,1 auf 35,4 %; ITT-Analyse) angehoben werden – dies bei einer Patientengruppe, die aufgrund ihrer Metastasierungscharakteristika mit im Median nur einer solitären Metastase «ideale» Kandidaten für eine primäre Resektion gewesen wären. Der Unterschied von 7,3 % verfehlte in der ITT-Analyse, dem primären Studienendpunkt, zwar knapp das Signifikanzniveau (p = 0,058). In der Analyse der «eligible patients» und der «resected patients», also der auswertbaren Patienten und derjenigen, die tatsächlich reseziert wurden, wurde das Signifikanzniveau aber erreicht (p = 0,041 bzw. 0,025) (Tab. 1) [18].

Vor diesem Hintergrund wird die jeweils 3-monatige prä- und postoperative Chemotherapie mit FOLFOX von der durchführenden Studiengruppe EORTC als der neue Standard empfohlen.

Eine Alternative stellt die postoperative (adjuvante) Chemotherapie dar. Allerdings ist die Evidenzlage auch hierfür unbefriedigend: Zwei Phase-III-Studien, in denen ein heute veraltetes 5-FU-Bolus-Regime eingesetzt wurde, mussten wegen unzureichender Rekrutierung vorzeitig abgebrochen werden [19, 20]. In der Studie von Portier et al. [19] konnte zu diesem Zeitpunkt eine signifikante Verlängerung des 5-Jahre-progressionsfreien-Überlebens gezeigt werden, wenn die Patienten nach der Leberresektion adjuvant mit 5-FU behandelt wurden (26,7 vs. 33,5 %; p = 0,028). Die gepoolte Analyse der Daten beider abgebrochener Studien kommt hingegen zu keiner signifikanten Verbesserung des Überlebens, wenngleich das mediane Gesamtüberleben in der Therapiegruppe bei 62,2 Monaten lag – gegenüber 47,3 Monaten in der Kontrollgruppe [21]. Zwei aktuellere Studien, die eine adjuvante Kombinations-Chemotherapie prüften (ADHOC, NSABP C09) mussten ebenfalls wegen unzureichender Rekrutierung abgebrochen werden. Eine große Registerstudie konnte bei Patienten, die nach der Leberresektion eine adjuvante 5-FU-basierte Therapie erhielten, einen signifikanten Überlebensvorteil zeigen (p = 0,007) und unterstützt somit die Strategie der adjuvanten Therapie nach Metastasenresektion [22].

Aufgrund dieser Daten wird in den deutschen Leitlinien die adjuvante Therapie prinzipiell befürwortet mit dem Wortlaut, dass «nach R0-Resektion synchroner oder metachroner Lebermetastasen eine adjuvante Chemotherapie erwogen werden kann» (Evidenzgrad 2, Empfehlungsgrad B) [23]. Eine «neoadjuvante Therapie resektabler Lebermetastasen kann in begründeten Ausnahmefällen erwogen werden» (Evidenzgrad 3, Empfehlungsgrad 0) [23]. Weitere Hintergründe für die Präferenz der adjuvanten Therapie in Deutschland sind zum einen das Risiko der Leberschädigung durch die neoadjuvante Chemotherapie und damit der potenziellen Inoperabilität, zum anderen das Risiko des Nichtansprechens auf die neoadjuvante Chemotherapie, wodurch Patienten möglicherweise ebenfalls inoperabel werden könnten.

Wen behandeln und womit?

Ein nicht geklärtes Problem ist, welche Patienten tatsächlich von einer begleitenden Chemotherapie profitieren. Zum Teil wird die Ansicht vertreten, dass Patienten mit einem höheren Risiko für ein Tumorrezidiv (Fong-Score > III [24]) den größten Nutzen haben. Hierfür gibt es jedoch wiederum keine ausreichende Evidenz. Allerdings hat die randomisierte Studie von Portier et al. [19] gezeigt, dass Patienten mit größerer Tumorlast (multiple Metastasen oder > 5 cm) einen Überlebensvorteil aufweisen, wenn sie adjuvant behandelt werden. Andererseits weisen Studien beim Rektumkarzinom darauf hin, dass gerade die Patienten mit niedrigem Risiko

Tab. 1. Perioperative Chemotherapie mit FOLFOX bei resektablen Lebermetastasen (nach: Nordlinger B et al., Lancet 2008;371(9617):1007–1016)

	Anzahl der Patienten mit Chemotherapie	Anzahl der Patienten mit Chirurgie	absoluter Unterschied im 3-Jahres-progressionsfreien Überleben (%)	Hazard Ratio (95 %-Konfidenzintervall)	p-Wert
alle Patienten	182	182	**+7,3 %** (Steigerung von 28,1 % auf 35,4 %)	**0,79** (0,62–1,02)	p = 0,058
alle auswertbaren Patienten	171	171	**+8,1 %** (Steigerung von 28,1 % auf 36,2 %)	**0,77** (0,60–1,00)	p = 0,041
alle resezierten Patienten	151	152	**+9,2 %** (Steigerung von 33,2 % auf 42,4 %)	**0,73** (0,55–0,97)	p = 0,025

von einer neoadjuvanten Therapie besonders profitierten [25–27]. Entscheidet man sich für eine neoadjuvante Behandlung, sollte eine Kombinations-Chemotherapie erfolgen – eventuell mit der zusätzlichen Gabe einer molekularen Substanz, wie es in verschiedenen Studienkonzepten geprüft worden ist, ohne dass ein erhöhtes Risiko für perioperative Komplikationen beobachtet wurde [28, 29]. Eine 5-FU/FS-Monotherapie ist aufgrund der publizierten Daten in der adjuvanten Therapie zu begründen. Auch postoperativ besteht eine Rationale für die Kombinations-Chemotherapie.

Wird neoadjuvant behandelt, sollte nach 4 Wochen eine Reevaluation erfolgen, um das Risiko der Inoperabilität wegen Nichtansprechens auf die neoadjuvante Therapie möglichst gering zu halten. Ist der Tumor progredient, aber noch operabel, sollte in jedem Falle sofort operiert werden, denn auch in diesen Fällen werden gute Langzeitergebnisse erzielt [30].

Einigkeit besteht von chirurgischer und internistischer Seite darin, dass bezüglich des Managements resezierbarer Lebermetastasen dringender Studienbedarf besteht, weshalb jetzt die gemeinsame Planung und Durchführung einer deutschlandweiten Studie in die Wege geleitet werden soll.

«Konversionstherapie» – was wie lange geben?

Welche präoperative Therapie für Patienten mit *nicht* resektablen oder «grenzwertig» resektablen Lebermetastasen die beste ist, lässt sich derzeit nicht klar beantworten, so dass auch hier erheblicher Studienbedarf besteht. Ansprechraten und Resektionsraten aus verschiedenen Studien miteinander zu vergleichen («cross-trial comparison»), führt aufgrund der Variabilität der Kriterien zu keiner zuverlässigen Aussage.

Grundsätzlich lässt sich jedoch sagen, dass Dreifach-Kombinationen (fast) alle zu höheren Ansprechraten führen als Zweifach-Kombinationen und dass hohe Ansprechraten offenbar mit hohen Resektionsraten korrelieren [31].

Bis vor kurzem war unklar, wie hoch die «Konversionsrate» hin zur Resektabilität unter Verwendung einer sehr aktiven Chemotherapie tatsächlich ist. Prospektiv untersucht wurde dies in der randomisierten CELIM-Studie, in der Patienten mit nicht resektablen Lebermetastasen in neoadjuvanter Intention entweder FOLFOX oder FOLFIRI und zusätzlich Cetuximab erhielten. Bei Patienten mit einem KRAS-Wildtyp-Tumor ließ sich eine Gesamtansprechrate von 70 % dokumentieren. Im Gesamtkollektiv wurde eine R0-Resektionsrate von 34 % erreicht [32]. Interessant ist, dass 25 % der initial als irresektabel eingeschätzten Patienten in einem verblindeten zentralen Review-Verfahren als durch den Therapieerfolg zur Resektabilität konvertiert beurteilt wurden.

Auch für andere Kombinationen wie die Dreifach-Chemotherapie mit FOLFOXIRI (5-FU/Oxaliplatin/Irinotecan) wurden hohe Ansprechraten berichtet [33], desgleichen für die Vierfach-Therapie FOLFOXIRI + Bevacizumab [34] oder FOLFOXIRI + Cetuximab [35]. Allerdings ist noch nicht bewiesen, dass hohe Ansprechraten, also die metrische Verkleinerung von Metastasen, letztlich auch der beste Parameter zur Erfolgsabschätzung des präoperativen Therapieerfolges sind und zu verbesserten Überlebenszeiten führen: Möglicherweise liegt in der «biologischen» Aktivität, z. B. ausgedrückt durch die Reduktion des Anteils von viablen («lebendigen») Tumorzellen, ein größerer Nutzen für das Gesamtüberleben als in einer Response nach RECIST-Kriterien.

In diesem Zusammenhang konnte gezeigt werden, dass in den resezierten Metastasen von mit Bevacizumab und einer Oxaliplatin-haltigen Chemotherapie vorbehandelten Patienten signifikant weniger viable Tumorzellen vorhanden waren als bei den Patienten, die nur eine Chemotherapie erhalten hatten [36]. Diese Daten wurden durch eine aktuelle Analyse der Resektionspräparate von insgesamt 219 Patienten nach Lebermetastasenresektion bestätigt [37]. Die Patienten hatten präoperativ entweder Bevacizumab plus FOLFOX oder nur FOLFOX erhalten. Es zeigte sich, dass die Patienten mit Bevacizumab-haltiger präoperativer Therapie eine höhere Rate an pathohistologischen Komplett- und Partialremissionen aufwiesen (Abb. 5). Andere Arbeiten haben berichtet, dass gerade Patienten mit einer kompletten pathohistologischen Remission sehr gute Überlebensdaten haben, weshalb die komplette pathohistologische Remission als ein möglicher Endpunkt für den Erfolg einer präoperativen Therapie diskutiert wird (Abb. 6) [38].

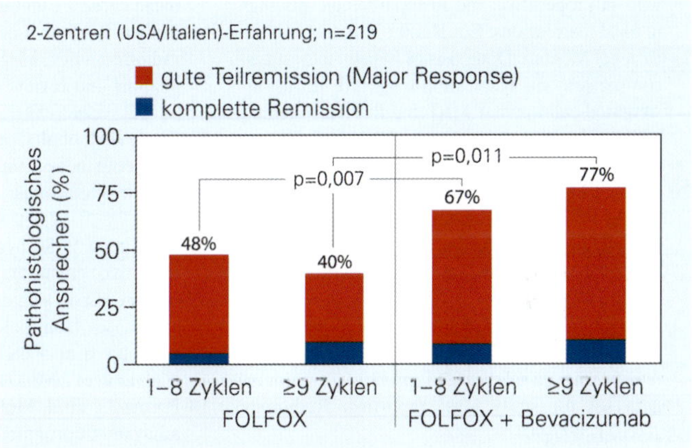

Abb. 5. Signifikanter Anstieg der Pathohistologischen Komplett- und Partialremissionen unter der Präoperativen Bevacizumab-haltigen Therapie (nach: Zorzi D et al., ASCO GI 2009, Abstract 295).

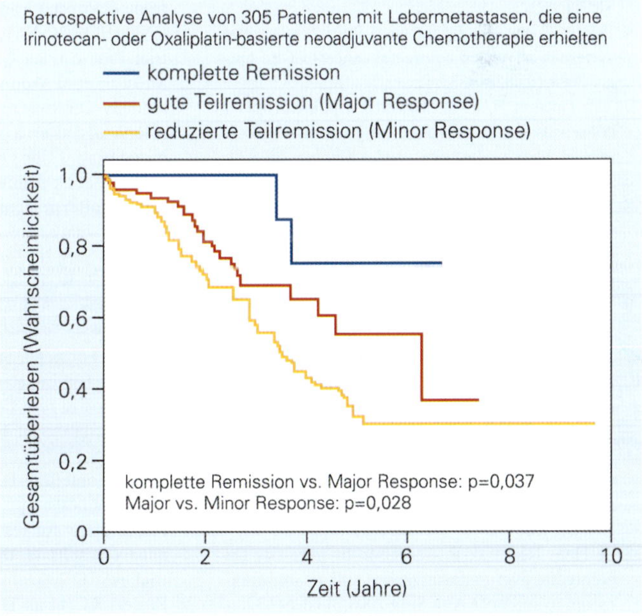

Abb. 6. Pathohistologisches Ansprechen auf die präoperative Chemotherapie: ein neuer Endpunkt nach der Resektion von kolorektalen Lebermetastasen? (nach: Blazer DG et al., J. Clin Oncol 2008;26(33):5344–5351).

Bezüglich der Toxizität gilt, dass alle derzeit verfügbaren Dreifach-Kombinationen «machbar» sind, wobei die Bevacizumab-Chemotherapie-Kombination die beste subjektive Verträglichkeit aufweist. Perioperative Komplikationen sind durch Bevacizumab offenbar nicht erhöht [28, 29], und in Bezug auf die Leber weist Bevacizumab eher eine protektive Wirkung auf [36, 37] und steigert die Leberinsuffizienzrate nicht.

Was die Dauer der präoperativen Therapie angeht, so konnte gezeigt werden, dass die Leberinsuffizienzrate signifikant ansteigt, wenn präoperativ >8 Zyklen Chemotherapie verabreicht werden [37]. Deshalb sollte die Therapie in der Regel 4 Monate nicht überschreiten.

Disclosure Statement

The authors have been speakers and contributors to the meeting and the publication "IX. Interdisziplinärer Expertenworkshop 'Gastrointestinale Tumore', Schlossgut Oberambach, Münsing", sponsored by Roche Pharma AG.

Literatur

1 Schmiegel W, et al: S3-Guidelines Conference "Colorectal Carcinoma" 2004. Z Gastroenterol 2004;42:1129–1177.

2 Hammerstingl R, et al: Diagnostic efficacy of gadoxetic acid (Primovist)-enhanced MRI and spiral CT for a therapeutic strategy: comparison with intraoperative and histopathologic findings in focal liver lesions. Eur Radiol 2008;18:457–467.

2a Bruegel M, et al: Diagnosis of hepatic metastasis: comparison of respiration-triggered diffusion-weighted echo-planar MRI and five T2-weighted turbo spin-echo sequences. AJR Am J Roentgenol 2008;191:1421–1429.

2b Bruegel M, et al: Characterization of focal liver lesions by ADC measurements using a respiratory-triggered diffusion-weighted single-shot echo-planar MR imaging technique. Eur Radiol 2008;18:477–485.

3 Halligan S, et al: CT colonography in the detection of colorectal polyps and cancer: systematic review, meta-analysis, and proposed minimum data set for study level reporting. Radiology 2005;237:893–904.

4 Rosenberg R, et al: The predictive value of metabolic response to preoperative radiochemotherapy in locally advanced rectal cancer measured by PET/CT. Int J Colorect Dis 2009;24:191–200.

5 Jonas S, et al: Extended resections of liver metastases from colorectal cancer. World J Surg 2007; 31:511–521.

6 Poston GJ, et al: Urgent need for a new staging system in advanced colorectal cancer. J Clin Oncol 2008;26:4828–4833.

7 Van Cutsem E, et al: Towards a pan-European consensus on the treatment of patients with colorectal liver metastases. Eur J Cancer 2006;42: 2212–2221.

8 Yamaguchi T, et al: A new classification system for liver metastases from colorectal cancer in Japanese multicenter analysis. Hepatogastroenterology 2008;55:173–178.

9 Nagashima I, et al: Proposal of a new and simple staging system of colorectal liver metastasis. World J Gastroenterol 2006;12:6961–6965.

10 Are C, et al: The impact of margins on outcome after hepatic resection for colorectal metastasis. Ann Surg 2007;246:295–300.

11 Pawlik TM, et al: Effect of surgical margin status on survival and site of recurrence after hepatic resection for colorectal metastases. Ann Surg 2005;241:715–724.

12 de Haas RJ, et al: R1 resection by necessity for colorectal liver metastases: is it still a contraindication to surgery? Ann Surg 2008;248:626–637.

13 Figueras J, et al: Surgical resection of colorectal liver metastases in patients with expanded indications: a single-center experience with 501 patients. Dis Colon Rectum 2007;50:478–488.

14 Covey AM, et al: Combined portal vein embolization and neoadjuvant chemotherapy as a treatment strategy for resectable hepatic colorectal metastases. Ann Surg 2008;247:451–455.

15 Benoist S, et al: Complete response of colorectal liver metastases after chemotherapy: does it mean cure? J Clin Oncol 2006;24:3939–3945.

16 Mulier S, et al: Local recurrence after hepatic radiofrequency coagulation: multivariate meta-analysis and review of contributing factors. Ann Surg 2005;242:158–171.

17 Eisele RM, et al: Open surgical is superior to percutaneous access for radiofrequency ablation of hepatic metastases. World J Surg 2009;33:804–811.

18 Nordlinger B, Sorbye H, Glimelius B, et al: Perioperative chemotherapy with FOLFOX4 and surgery versus surgery alone for resectable liver metastases from colorectal cancer (EORTC Intergroup trial 40983): a randomised controlled trial. Lancet 2008;371:1007–1016.

19 Portier G, et al: Multicenter randomized trial of adjuvant fluorouracil and folinic acid compared with surgery alone after resection of colorectal liver metastases: FFCD ACHBTH AURC 9002 trial. J Clin Oncol 2006;24:4976–4982.

20 Langer B, et al: Fluorouracil (FU) plus l-leucovorin (l-LV) versus observation after potentially curative resection of liver or lung metastases from colorectal cancer (CRC): results of the ENG (EORTC/NCIC CTG/GIVIO) randomized trial. Proc Am Soc Clin Oncol 2002;21:abstr 592.

21 Mitry E, et al: Adjuvant chemotherapy after potentially curative resection of metastases from colorectal cancer: a pooled analysis of two randomized trials. J Clin Oncol 2008;26:4906–4911.

22 Parks R, et al: Adjuvant chemotherapy improves survival after resection of hepatic colorectal metastases: analysis of data from two continents. J Am Coll Surg 2007;204:753–761.

23 Schmiegel W, et al: S3-Leitlinie «Kolorektales Karzinom» – Aktualisierung 2008. Z Gastroenterol 2008;46:799–840.

24 Fong Y, Fortner J, Sun RL, Brennan MF, Blumgart LH: Clinical score for predicting recurrence after hepatic resection for metastatic colorectal cancer: analysis of 1001 consecutive cases. Ann Surg 1999;230:309–318; discussion 318–321.

25 Sebag-Montefiore D, et al: Routine short course pre-op radiotherapy or selective post-op chemoradiotherapy for resectable rectal cancer? Preliminary results of the MRC CR07 randomised trial. ASCO 2006:abstr 3511.

26 Peeters KC, et al: The TME trial after a median follow-up of 6 years: increased local control but no survival benefit in irradiated patients with resectable rectal carcinoma. Ann Surg 2007;246: 693–701.

27 Marijnen CA, personal communication.

28 Grünberger B, et al: Bevacizumab, capecitabine, and oxaliplatin as neoadjuvant therapy for patients with potentially curable metastatic colorectal cancer. J Clin Oncol 2008;26:1830–1835.

29 Kesmodel SB, et al: Complication rates following hepatic surgery in patients receiving neoadjuvant bevacizumab (BV) for colorectal cancer (CRC) liver metastases. ASCO GI 2007:abstr 234.

30 Neumann UP, et al: Is chemotherapy failure a contraindication for liver resection in liver metastases of colorectal cancer? A multivariate analysis. ASCO 2007;abstr 4066, submitted to Surgery.

31 Folprecht G, et al: Neoadjuvant treatment of unresectable colorectal liver metastases: correlation between tumour response and resection rates. Ann Oncol 2005;16:1311–1319.

32 Folprecht G, et al: Cetuximab plus FOLFOX6 or cetuximab plus FOLFIRI as neoadjuvant treatment of nonresectable colorectal liver metastases: a randomized multicenter study (CELIM study). ASCO GI 2009;abstr 296.

33 Falcone A, et al. for the Gruppo Oncologico Nord Ovest: Phase III trial of infusional fluorouracil, leucovorin, oxaliplatin, and irinotecan (FOLFOXIRI) compared with infusional fluorouracil, leucovorin, and irinotecan (FOLFIRI) as first-line treatment for metastatic colorectal cancer. J Clin Oncol 2007;25:1670–1676.

34 Falcone A, et al: FOLFOXIRI (irinotecan, oxaliplatin, and infusional 5FU/LV) in combination with bevacizumab (BV) in the first-line treatment of metastatic colorectal cancer (mCRC): a phase II study by the G.O.N.O. group. ASCO 2008;abstr 4031.

35 Samalin E, et al: Interim analysis of a multicenter phase II trial evaluating cetuximab in combination with FOLFIRINOX (LV5FU + irinotecan + oxaliplatin) as first-line treatment of metastatic colorectal cancer (mCRC) patients. ASCO GI 2008;abstr 375.

36 Ribero D, et al: Bevacizumab improves pathologic response and protects against hepatic injury in patients treated with oxaliplatin-based chemotherapy for colorectal liver metastases. Cancer 2007;110:2761–2767.

37 Zorzi D, et al: Effect of extended preoperative chemotherapy on pathologic response and postoperative liver insufficiency after hepatic resection for colorectal liver metastases. ASCO GI 2009;abstr 295.

38 Blazer DG 3rd, et al: Pathologic response to preoperative chemotherapy: a new outcome end point after resection of hepatic colorectal metastases. J Clin Oncol 2008;26:5344–5351.

ONKOLOGIE

Onkologie 2009;32(suppl 2):13–16
DOI: 10.1159/000213484

Palliative Therapie des kolorektalen Karzinoms

Susanna Hegewisch-Becker[a] Udo Vanhoefer[b] Stefan Kubicka[c] Maciej Pech[d] Markus Moehler[e] Hanno Riess[f] Jörg Thomas Hartmann[g] Nisar Malek[h] Claus Rödel[i] Dirk Arnold[j]

[a] Gemeinschaftspraxis, Hamburg; [b] Zentrum Innere Medizin, Katholisches Marienkrankenhaus, Hamburg; [c] Abteilung Gastroenterologie, Hepatologie und Endokrinologie, Medizinische Hochschule Hannover; [d] Klinik für Radiologie und Nuklearmedizin, Universität Magdeburg; [e] I. Medizinische Klinik und Poliklinik, Universitätsmedizin Mainz; [f] Abteilung für Innere Medizin / Hämatologische Ambulanz, Campus Virchow Klinikum, Universitätsklinik Charité, Universitätsmedizin Berlin; [g] Südwestdeutsches Tumorzentrum, Medizinische Klinik II, Tübingen; [h] Klinik für Gastroenterologie, Hepatologie und Endokrinologie, Medizinische Hochschule Hannover; [i] Klinik für Strahlentherapie und Onkologie, Universität Frankfurt am Main; [j] Abteilung für Onkologie und Hämatologie, Klinik und Poliklinik für Innere Medizin IV, Martin-Luther-Universität Halle–Wittenberg, Halle (Saale), Deutschland

Schlüsselwörter
Metastasiertes kolorektales Karzinom · KRAS · BRAF · EGFR-Antikörper · VEGF-Antikörper · Chemoembolisation · SIRT · Stereotaktische Radiotherapie

Zusammenfassung
Vor der Entscheidung für eine bestimmte medikamentöse Therapieoption muss zuerst die für diesen Patienten beste Strategie festgelegt werden. Bei einem Patienten mit einem aggressiven Tumor ohne Option für einen sekundär kurativen Ansatz durch Metastasenresektion würde man in der First-Line in der Regel eine Bevacizumab-haltige Dreifach-Therapie bevorzugen – auch bei KRAS/BRAF-Wildtyp-Patienten. Denn hier geht es um ein möglichst langes Überleben mit möglichst wenigen Nebenwirkungen. Soll in der First-Line oder in einer späteren Linie der Therapie ein Epidermal-Growth-Factor-Receptor(EGFR)-Antikörper (Cetuximab oder Panitumumab) eingesetzt werden, muss zuvor das Vorliegen einer KRAS-Mutation ausgeschlossen werden. Sehr wahrscheinlich ist auch das Ausschließen einer BRAF-Mutation sinnvoll. Nach einer Bevacizumab-haltigen First-Line-Therapie kann in der Second-Line eine Kombinations-Chemotherapie oder, bei KRAS- (und möglicherweise auch BRAF-)Wildtyp-Patienten, Irinotecan plus Cetuximab gegeben werden. Auch lokoregionäre Verfahren wie die Chemoembolisation, selektive interne Radiotherapie (SIRT) oder die stereotaktische Radiotherapie gewinnen an Bedeutung.

Key Words
Metastatic colorectal cancer · KRAS · BRAF · EGFR antibodies · VEGF antibodies · Chemoembolisation · SIRT · Stereotactic radiotherapy

Summary
Palliative Treatment for Colorectal Cancer
Before a decision is made to give a particular drug treatment, first of all the best strategy for the individual patient must be determined. In a patient with an aggressive tumour, for whom a secondary curative approach by means of metastasis resection is not an option, the preferred first-line treatment will generally be a triple combination therapy containing bevacizumab – and this is also true in KRAS/BRAF wild-type patients, since the main aim here is to achieve the longest possible survival time with a minimum of side effects. If an epidermal growth factor receptor (EGFR) antibody (cetuximab or panitumumab) is to be used in first-line or later therapy, then the presence of a KRAS mutation must be excluded beforehand. It is very likely sensible also to exclude a BRAF mutation. Second-line treatment after a first-line therapy containing bevacizumab may be a combination chemotherapy or, in patients who are KRAS wild-type (and possibly also BRAF wild-type), irinotecan plus cetuximab. Locoregional treatments such as chemoembolisation, selective internal radiation therapy (SIRT), and stereotactic radiotherapy are also becoming of increasing importance.

Wahl der First-Line-Therapie – klinische versus molekulare Marker

Das wichtigste Kriterium zur Auswahl des optimalen Vorgehens bei einem Patienten mit metastasiertem kolorektalem Karzinom ist die Definition des strategischen Therapieziels, auch in der interdisziplinären Diskussion: Handelt es sich um einen potenziell resektablen Patienten? Oder um einen Patienten mit multiplen Metastasen, bei dem nur palliativ behandelt werden kann – mit einer maximalen Überlebensverlängerung bei guter Lebensqualität als

KARGER
Fax +49 761 4 52 07 14
E-mail Information@Karger.de
www.karger.com

Accessible online at:
www.karger.com/onk

Ziel? Wie aggressiv ist der Tumor? Welche Begleiterkrankungen hat der Patient?
Erst dann, wenn diese klinischen Fragen geklärt sind, kann über die für die jeweilige Situation optimale Medikation nachgedacht werden.
Soll in der First-Line (oder in einer späteren Therapielinie) ein Epidermal-Growth-Factor-Receptor(EGFR)-Antikörper (Cetuximab oder Panitumumab) eingesetzt werden, muss zuvor das Vorliegen einer KRAS-Mutation ausgeschlossen werden. Neuere Untersuchungen haben darüber hinaus gezeigt, dass auch eine Testung auf BRAF sinnvoll sein kann, denn sowohl das RAS-Protein als auch das RAF-Protein spielen eine Schlüsselrolle im EGFR-Signalweg, und ein mutiertes KRAS- oder BRAF-Gen ist mit einer Resistenz gegenüber EGFR-Inhibitoren verbunden [1]. Etwa 40 % aller Patienten mit kolorektalem Karzinom weisen ein mutiertes KRAS-Gen im Tumor auf und kommen deshalb für eine EGFR-Antikörper-Therapie nicht mehr in Frage; bei weiteren 10–18 % findet sich ein mutiertes BRAF-Gen mit ebenfalls nur sehr geringer Wahrscheinlichkeit für einen Nutzen dieser Therapieoption [2].
Der Vascular-Endothelial-Growth-Factor(VEGF)-Antikörper Bevacizumab ist unabhängig vom KRAS- und BRAF-Mutationsstatus wirksam [3]. Weitere potenzielle molekulare Marker wie der GSTP1-Ile105Val-Polymorphismus könnten für den Einsatz von Irinotecan künftig möglicherweise eine Rolle spielen [4].
Ein Patient ohne Option für einen sekundär kurativen Ansatz durch Metastasenresektion braucht für die Entscheidung zur First-Line-Therapie zunächst nicht zwingend auf KRAS getestet zu werden, denn in einem solchen Fall würde man überwiegend eine Bevacizumab-haltige Dreifach-Therapie bevorzugen. Therapieziel hier ist ein möglichst langes Überleben mit möglichst wenigen symptomatischen Nebenwirkungen, und Bevacizumab hat in allen Studien, in denen es bisher untersucht wurde, zu einem konsistent langen progressionsfreien Überleben von zumeist 10 bis >12 Monaten und zu langen Gesamtüberlebenszeiten von ca. 2 Jahren geführt [unter anderem 5–9]. Zur Kombination mit Cetuximab liegen 2 Studien vor (CRYSTAL und OPUS), in denen für die Gruppe der Patienten mit KRAS-Wildtyp ebenfalls eine signifikante Verlängerung des progressionsfreien Überlebens erzielt wurde – allerdings um den Preis der symptomatischen kutanen Toxizität und ohne signifikante Verbesserung des Gesamtüberlebens [10, 11].
Auf die Situation bei potenziell resektablen Patienten wurde in Kapitel 2 bereits eingegangen. Bei Patienten in der palliativen Situation, denen eine Kombinations-Chemotherapie nicht zumutbar ist oder die eine scheinbar wenig aggressive «Tumorbiologie» haben, kann Bevacizumab in der First-Line mit einer 5-FU- oder Capecitabin-Monotherapie kombiniert werden [7–9]. Dies ist eine sehr gut verträgliche Therapie, mit der sich ein langes progressionsfreies Überleben erzielen lässt und die noch alle weiteren Optionen offen lässt.

Dauer der First-Line-Therapie

Um eine möglichst lange Zeit ohne Tumorprogression zu erzielen, sprechen die meisten Untersuchungen dafür, dass nach der Induktionstherapie eine «Erhaltungstherapie» durchgeführt werden sollte. Auch im Falle von Bevacizumab gibt es Hinweise dafür, dass der Antikörper zusammen mit 5-FU oder Capecitabin bis zum Progress verabreicht werden sollte [6, 12]. Ob die Gabe von Bevacizumab auch nach dem Progress der Chemotherapie-Linie weiter fortgesetzt werden sollte, dann kombiniert mit einer anderen Chemotherapie, wird derzeit international in einer großen Phase-III-Studie, die von der AIO initiiert wurde, untersucht [13].
Hinweise darauf, dass «Bevacizumab beyond progression» sinnvoll sein könnte, sind bisher nur einer retrospektiven Analyse der BRiTE-Studie zu entnehmen, die zeigte, dass Patienten, die Bevacizumab über einen möglichst langen Zeitraum, also über die Progression hinaus, erhielten, sehr lange Überlebenszeiten aufweisen [14] (Abb. 1).

Wahl der Second- und Third-Line-Therapie

Nach einer Bevacizumab-haltigen First-Line-Therapie kann in der Second-Line eine Kombinations-Chemotherapie oder, bei KRAS/BRAF-Wildtyp-Tumoren, Irinotecan plus Cetuximab gegeben werden. Letzteres wurde in der EPIC-Studie geprüft und zeigt ein besseres Ansprechen und progressionsfreies Überleben als die alleinige Irinotecan-Gabe. Allerdings war der primäre Endpunkt in EPIC, die Verlängerung des Gesamtüberlebens, aufgrund des Cross-over-Effekts negativ [15]. In der Drittlinien-Therapie, bei Oxaliplatin- und Irinotecan-resistenten Tumoren, kann mit einer Cetuximab-Monotherapie im Vergleich zur alleinigen Supportivbehandlung eine signifikante Überlebensverlängerung erzielt werden (NCIC-Studie) [16]. Auch die Monotherapie mit Cetuximab oder Panitumumab ist aber nur bei KRAS/BRAF-Wildtyp-Tumoren sinnvoll [1, 17] und sollte wegen der geringeren Wirksamkeit nur Patienten mit schlechtem Allgemeinzustand verabreicht werden (Abb. 2).
Neu ist die Erkenntnis, dass auch kombinierte FcgammaRIIa/FcgammaRIIIa-Polymorphismen signifikant auf eine Krankheitsprogression unter Cetuximab-plus-Irinotecan-Behandlung hinweisen, was bei der künftigen Therapieauswahl möglicherweise ebenfalls berücksichtigt werden muss [18].

Spezielle Therapiesituation: Leberinsuffiziente Patienten in gutem Allgemeinzustand
Liegt bei Patienten mit metastasiertem kolorektalem Karzinom eine Hyperbilirubinämie vor, stellt sich die Frage nach der Ursache – und die Abklärung, was sich hinter der Hyperbilirubinämie eines Tumorpatienten verbirgt, kann schwierig sein. Ist die Hyperbilirubinämie metastasenbedingt, geht sie im Verlauf der Chemotherapie meist deutlich zurück [19] – allerdings werden in den meisten Zulassungsstudien Patienten mit hohen Bilirubinwerten ausgeschlossen, so dass für diese Patienten kaum Daten zum Einsatz einer Chemotherapie vorliegen. Eine Übersichtsarbeit aus dem Jahr 2005 weist darauf hin, dass Bolus-5-FU bei erhöhten Bilirubinwerten nicht gegeben werden soll, wohingegen die Gabe von infusionalem 5-FU und von Oxaliplatin offenbar keinen Einschränkungen unterworfen ist [20]; Analoges gilt wohl für Capecitabin. Auch zu dem Einsatz der Antikörper Bevacizumab, Cetuximab und Panitumumab gibt es keine Hinweise zu notwendigen Dosismodifikationen.
An der Charité hat sich folgendes Vorgehen bewährt: Zunächst wird bei hyperbilirubinämischen Patienten eine Ultraschall-Unter-

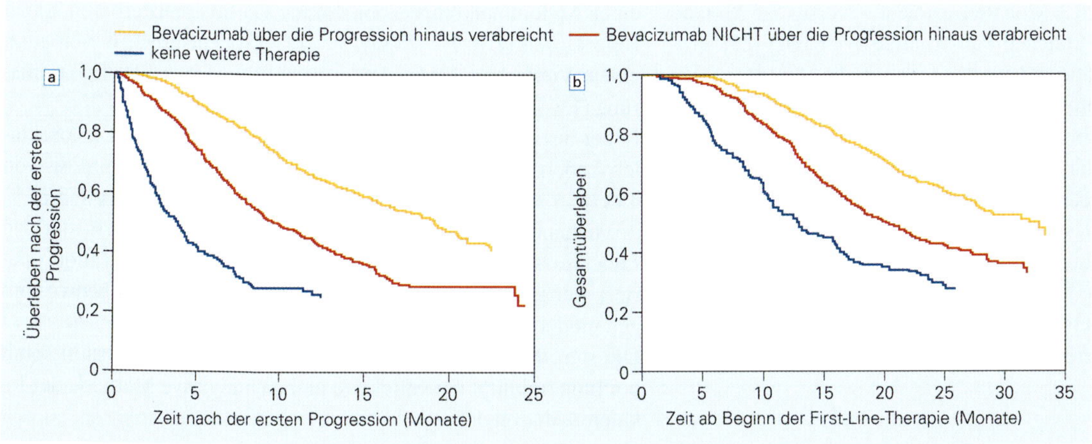

Abb. 1 a, b. BRiTE-Studie: Überleben nach der ersten Progression und Gesamtüberleben in Abhängigkeit von der Therapie, die nach der ersten Progression verabreicht wurde (nach: Grothey A et al., J Clin Oncol 2008; 26(33):5326–5334).

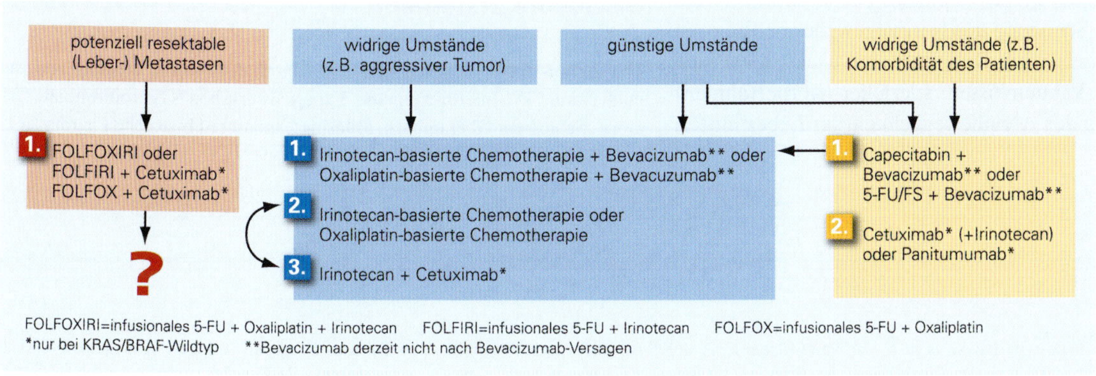

Abb. 2. Therapie des kolorektalen Karzinoms in Abhängigkeit von klinischen und molekularen Faktoren.

suchung der Leber durchgeführt. Liegt ein gestautes Gallenwegssystem vor, erhalten die Patienten zunächst eine interne (Stent) oder externe Ableitung. Danach wird, wenn die Patienten in gutem Allgemeinzustand sind, bevorzugt mit FOLFOX chemotherapiert – egal, ob die Bilirubinwerte abgefallen sind oder nicht. Selbst Patienten mit Bilirubin-Werten von 12–15 mg/dl vertragen die volle Dosis FOLFOX in der Regel problemlos. Auch ein Antikörper kann zusätzlich und in voller Dosis gegeben werden, denn die Pharmakokinetik der Antikörper ist unabhängig von der Leberfunktion. Eine Irinotecan-haltige Chemotherapie wird demgegenüber deutlich zurückhaltender, unter Umständen dosisreduziert – im Falle einer Hyperbilirubinämie wegen Leberzellinsuffizienz gar nicht –, eingesetzt.

Lokoregionäre Therapieverfahren

Chemoembolisation

Die Behandlung irresektabler Lebermetastasen mittels hepatischer arterieller Infusion (HAI) hat keinen Vorteil gegenüber einer Standard-Chemotherapie gezeigt [21]. Neu und vielversprechend ist das Verfahren der Chemookklusion, mit dem in der Leber deutlich höhere und länger persistierende Konzentrationen des Chemotherapeutikums erreicht werden als mit der HAI [22]. Bei einem ähnlichen Verfahren mit «Drug Eluting Beads» werden kleine Kugeln («beads») mit einem Chemotherapeutikum beladen und in die die Lebermetastasen versorgenden Arterien infundiert, was zur Kombination von lokaler Embolisation und erhöhter Chemotherapiefreisetzung ebendort führt. In einer kürzlich vorgestellten, randomisierten Studie wurde mit dieser Methode eine Gesamtansprechrate von 78 % und ein 1-Jahres-Gesamtüberleben von ebenfalls 78 % erzielt [23]. Die Endergebnisse dieser Studie (im Vergleichsarm wurde FOLFIRI gegeben) stehen noch aus.

SIRT

Bei der Yttrium-90-Radioembolisation (SIRT) von malignen Leberläsionen werden Kunstharz-Mikrokugeln (Sirtex®) mit Yttrium-90, einem reinen Betastrahler mit einer mittleren Reichweite von 3,9 mm und einer Halbwertszeit von 64 h, beladen und gezielt intraarteriell injiziert. Zur Therapieplanung wird vorab eine Angiographie oder eine Perfusionsszintigraphie durchgeführt. Trotz dünner Datenlage ist die Radioembolisation in der EU zur Behandlung nicht resezierbarer Lebertumoren und -metastasen zugelassen und kann als Monotherapie oder parallel zu einer systemischen Chemotherapie in der First-Line oder auch in einer späteren Linie der Therapie erfolgen.

In einer Pilotstudie mit 21 Patienten führte die Kombination von SIRT-Kugeln mit 5-FU/LV zu einer Ansprechrate von 91 % und einem Gesamtüberleben von 29,4 Monaten – versus einer Ansprechrate von 0 % und einem Gesamtüberleben von 12,8 Monaten bei alleiniger 5-FU/LV-Gabe ($p = 0,025$) [24]. In Magdeburg wurde mit Salvage-SIRT bei maximal vortherapierten Patienten ein medianes

Gesamtüberleben von 8,3 Monaten erreicht – versus 3,5 Monate in der Kontrollgruppe (Matched-Pair-Analyse; $p < 0{,}001$) [25]. Problematisch ist die Radiatio-induzierte Hepatitis, die – entgegen den Angaben in der Literatur – bei 10–30 % der Patienten auftreten kann. In Magdeburg wird deshalb zweizeitig vorgegangen und zuerst nur der stärker befallene Leberlappen behandelt. Nach 6 Wochen (entspricht der Regenerationszeit der Hepatozyten) folgt dann die Behandlung des zweiten Leberlappens. Dieses Vorgehen reduziert die Komplikationsrate erheblich.

Im Februar 2009 wurde jetzt eine weltweite Studie begonnen, die SIRT plus FOLFOX versus FOLFOX allein als First-Line-Therapie bei Patienten mit irresektablen kolorektalen Lebermetastasen untersucht.

Stereotaktische Radiotherapie

Die extrakranielle stereotaktische Radiotherapie (ESRT) ist eine Hochdosisstrahlentherapie, bei der einmalig oder fraktioniert die Dosis unter maximaler Schonung des Normalgewebes in Tumoren oder Metastasen appliziert wird. Dies setzt eine exakte Lagerung des Patienten (z. B. in Vakuumkissen, speziellen Körperrahmen) sowie eine Reduzierung der Atembeweglichkeit der Leber mittels einer Abdominalkompression voraus. Die so applizierbaren hohen Einzeldosen (z. B. 1 28 Gy, 3 12,5 Gy) entsprechen biologisch einem Vielfachen der Gesamtdosis bei konventioneller Fraktionierung (1,8–2 Gy).

In der bislang größten Phase-II-Studie für Patienten mit kolorektalen Lebermetastasen (n = 44) betrug – bei einer Gesamtdosis von 45 Gy in 3 Fraktionen – die lokale Kontrolle nach 2 Jahren 86 % pro behandelter Läsion und 63 % pro Patient. Ein Patient starb an Leberversagen, zwei mussten wegen einer Darmperforation operiert werden. Ansonsten waren die Akut- und Spätnebenwirkungen moderat [26].

Die stereotaktische Bestrahlung von Lebermetastasen stellt somit bei Inoperabilität eine effektive und nichtinvasive Methode der lokalen Ablation dar.

Disclosure Statement

The authors have been speakers and contributors to the meeting and the publication "IX. Interdisziplinärer Expertenworkshop 'Gastrointestinale Tumore', Schlossgut Oberambach, Münsing", sponsored by Roche Pharma AG.

Literatur

1 Di Nicolantonio F, et al: Wild-type BRAF is required for response to panitumumab or cetuximab in metastatic colorectal cancer. J Clin Oncol 2008;26:5705–5712.
2 Wong R, Cunningham D: Using predictive biomarkers to select patients with advanced colorectal cancer for treatment with epidermal growth factor receptor antibodies. J Clin Oncol 2008;26:5668–5670.
3 Ince WL, et al: Association of k-ras, b-raf, and p53 status with the treatment effect of bevacizumab. J Natl Cancer Inst 2005;97:981–989.
4 Kweekel D, et al: GSTP1Ile105Val polymorphism and irinotecan efficacy in metastatic colorectal cancer, a study of the Dutch Colorectal Cancer Group. ESMO 2008;abstr 5050.
5 Hurwitz H, et al: Bevacizumab plus irinotecan, fluorouracil, and leucovorin for metastatic colorectal cancer. N Engl J Med 2004;350:2335–2342.
6 Saltz LB, et al: Bevacizumab in combination with oxaliplatin-based chemotherapy as first-line therapy in metastatic colorectal cancer: a randomized phase III study. J Clin Oncol 2008;26:2013–2019. Erratum in J Clin Oncol 2008;26:3110.
7 Kabbinavar FF, et al: Combined analysis of efficacy: the addition of bevacizumab to fluorouracil/leucovorin improves survival for patients with metastatic colorectal cancer. J Clin Oncol 2005;23:3706–3712.
8 Berry SR, et al: Final efficacy results for bevacizumab plus standard first-line chemotherapies in patients with metastatic colorectal cancer: first BEAT. ASCO 2008;abstr 4025.
9 Kozloff MF, et al: Safety and effectiveness of bevacizumab (BV) and chemotherapy (CT) in elderly patients (pts) with metastatic colorectal cancer (mCRC): results from the BRiTE observational cohort study. ASCO 2008;abstr 4026.
10 Van Cutsem E, et al: KRAS status and efficacy in the first-line treatment of patients with metastatic colorectal cancer (mCRC) treated with FOLFIRI with or without cetuximab: the CRYSTAL experience. ASCO 2008;abstr 2.
11 Bokemeyer C, et al: KRAS status and efficacy of first-line treatment of patients with metastatic colorectal cancer (mCRC) with FOLFOX with or without cetuximab: the OPUS experience. ASCO 2008;abstr 4000.
12 Grothey A, et al: Intermittent oxaliplatin (oxali) administration and time-to-treatment-failure (TTF) in metastatic colorectal cancer (mCRC): final results of the phase III CONcePT trial. ASCO 2008;abstr 4010.
13 Arnold D, et al: Bevacizumab (Bev) beyond progression (BP) in combination with second-line chemotherapy (CT) after failure of a Bev containing first-line CT in patients (pts) with metastastic colorectal cancer (mCRC). Preliminary baseline and safety analysis from the AIO 0504/AGMT phase III study. ASCO GI 2008;abstr 469.
14 Grothey A, et al: Bevacizumab beyond first progression is associated with prolonged overall survival in metastatic colorectal cancer: results from a large observational cohort study (BRiTE). J Clin Oncol 2008;26:5326–5334.
15 Eng C, et al: Impact on quality of life of adding cetuximab to irinotecan in patients who have failed prior oxaliplatin-based therapy: the EPIC trial. ASCO 2007;abstr 4003.
16 Au H: Quality of life in patients with advanced colorectal cancer treated with cetuximab: results of the NCIC CTG and AGITG CO.17 trial. ASCO 2007;abstr 4002.
17 Amado RG, et al: Wild-type KRAS is required for panitumumab efficacy in patients with metastatic colorectal cancer. J Clin Oncol 2008;26:1626–1634.
18 Bibeau F, et al: Impact of Fc{gamma}RIIa-Fc{gamma}RIIIa polymorphisms and KRAS mutations on the clinical outcome of patients with metastatic colorectal cancer treated with cetuximab plus irinotecan. J Clin Oncol 2009;27:1122–1129.
19 Meyer L, et al: 5-fluorouracil, folinic acid and oxaliplatin administered via hepatic arterial infusion as regional second-line therapy for advanced colorectal cancer. Oncology 2003;64:473–474.
20 Eklund JW, et al: Chemotherapy dosing in the setting of liver dysfunction. Oncology (Williston Park) 2005;19:1057–1063; discussion 1063–1064, 1069.
21 Mocellin S, et al: Meta-analysis of hepatic arterial infusion for unresectable liver metastases from colorectal cancer: the end of an era? J Clin Oncol 2007;25:5649–5654.
22 Voigt W, et al: A new chemoembolization protocol in refractory liver metastasis of colorectal cancer – a feasibility study. Onkologie 2002;25:158–164.
23 Fiorentini G, et al: Evaluation at 16 months of a phase III study comparing TACE-DC beads IRI loaded (DEBIRI) with FOLFIRI (CT) for patients with nonresectable colorectal cancer (CRC) liver metastases (LM). ASCO GI 2009; abstr 448.
24 van Hazel G, et al: Randomised phase 2 trial of SIR-Spheres plus fluorouracil/leucovorin chemotherapy versus fluorouracil/leucovorin chemotherapy alone in advanced colorectal cancer. J Surg Oncol 2004;88:78–85.
25 Magdeburg Group: submitted to J Clin Oncol.
26 Hoyer M, et al: Phase II study on stereotactic body radiotherapy of colorectal metastases. Acta Oncol 2006;45:823–830.

ONKOLOGIE

Onkologie 2009;32(suppl 2):17–20
DOI: 10.1159/000213485

Neoadjuvante und operative Therapie des Rektumkarzinoms

Claus Rödel[a] Wolfram Trudo Knoefel[b] Hans J. Schlitt[c] Ludger Staib[d] Thomas Höhler[e]

[a] Klinik für Strahlentherapie und Onkologie, Universität Frankfurt am Main,
[b] Klinik für Allgemein- und Viszeralchirurgie, Universitätsklinikum Düsseldorf,
[c] Klinik und Poliklinik für Chirurgie, Universitätsklinikum Regensburg,
[d] Klinik für Allgemein- und Viszeralchirurgie, Klinikum Esslingen,
[e] Prosper-Hospital, Recklinghausen, Deutschland

Schlüsselwörter
Rektumkarzinom · CRM · MRT · Neoadjuvante Radiotherapie · Capecitabin · Transanale endoskopische Mikrochirurgie (TEM)

Zusammenfassung
In den Leitlinien zum kolorektalen Karzinom 2008 wird die Indikation zur präoperativen Therapie des Rektumkarzinoms auf Grundlage der T- und N-Kategorie gestellt. Einzelne Zentren schränken die Indikation zur präoperativen Radio(chemo)therapie auf Patienten mit Tumoren ein, die auf Grundlage der Magnetresonanztomographie (MRT) die Fascia mesorectalis erreichen oder 1 mm oder weniger von ihr entfernt sind, sogenannte CRM(circumferential resection margin)-positive Tumoren. Der Verzicht auf eine präoperative Therapie bei im MRT CRM-negativen Tumoren stellt jedoch ein Verfahren dar, das erst in Studien weiter geprüft werden muss. Nach wie vor stellt die hohe Fernmetastasierungsrate ein Problem dar. Davon ausgehend, dass die pathohistologische Vollremission (pCR) ein prädiktiver Marker für langfristiges krankheitsfreies Überleben nach der neoadjuvanten Radiochemotherapie ist, bemüht man sich um eine Intensivierung der neoadjuvanten Therapie. Phase-II-Studien zeigen verbesserte pCR-Raten bei Kombination der präoperativen Radiatio mit den Zweifachkombinationen Oxaliplatin oder Irinotecan plus infusionales oder orales 5-FU (Capecitabin). Liegt ein limitiertes T1-Rektumkarzinom ohne weitere Risikofaktoren vor, kann eine transanale Lokalexzision erfolgen.

Key Words
Rectal cancer · CRM · MRT · Neoadjuvant radiotherapy · Capecitabin · Transanal endoscopic microsurgery (TEM)

Summary
Neoadjuvant and Surgical Treatment for Rectal Cancer
According to the 2008 guidelines on colorectal cancer, whether preoperative therapy is indicated for rectal cancer should be judged based on the T and N categories. A few centres limit the indication for preoperative radio(chemo)therapy to patients with tumours that, according to magnetic resonance tomography (MRT), extend to the fascia mesorectalis or are 1 mm or less away from it – so-called circumferential resection margin-positive or CRM-positive tumours. Omitting preoperative therapy for MRT CRM-negative tumours is, however, a matter that still requires further study in clinical trials. The high rate of distant metastases continues to be a problem. Assuming that pathohistological complete remission (pCR) is a predictive marker of long-term disease-free survival after neoadjuvant radiochemotherapy, attempts are now being undertaken to intensify the neoadjuvant therapy. Phase II trials show improved pCR rates by combining the preoperative radiation with the double combinations oxaliplatin or irinotecan plus infusional or oral 5-FU (capecitabine). In the case of limited T1 rectal cancer without further risk factors, transanal local excision can be used.

Die Rolle der Magnetresonanztomographie (MRT) bei der Indikationsstellung zur neoadjuvanten Therapie des Rektumkarzinoms

Die multizentrische deutsche Rektumkarzinomstudie CAO/ARO/AIO-94 hat die neoadjuvante Radiochemotherapie (RCT) etabliert [1]. Denn in der Phase-III-Studie kam es bei Patienten mit lokal fortgeschrittenem Rektumkarzinom (UICC-Stadium II + III) nach präoperativer RCT signifikant seltener zu Lokalrezidiven als nach postoperativer RCT (6 vs. 13 %; p = 0,006). Außerdem waren die akute und die chronische Toxizität bei präoperativer RCT erheblich geringer.

Patienten, bei denen Tumorgewebe bis 1 mm oder weniger vom zirkumferentiellen Resektionsrand (CRM) entfernt ist, haben auch nach optimierter Chirurgie (totale mesorektale Exzision = TME) ein hohes Lokalrezidivrisiko. Für tiefliegende Tumoren an oder unter dem Levatoransatz, die jenseits der Muscularis propria infiltrieren, besteht ebenfalls ein deutlich erhöhtes Lokalrezidivrisiko [2]. Die hochauflösende Dünnschicht-MRT erlaubt mit hoher Genauigkeit die Darstellung der mesorektalen Faszie sowie des Abstands des Tumors vom Rand des Mesorektums [3, 4]. Einzelne Zentren schränken die Indikation zur präoperativen Radio(chemo)therapie (R(C)T) – auch im Hinblick auf das Risiko des Overstagings und die mit der R(C)T assoziierten Nebenwirkungen – auf Patienten mit Tumoren ein, die a) auf Grundlage der MRT die Fascia mesorectalis erreichen oder 1 mm oder weniger von ihr entfernt sind (sog. CRM-positive Tumoren), b) unter den Levatorenansatz reichen und dort jenseits der Muscularis propria infiltrieren oder c) fixiert oder adhärent und fraglich R0-resektabel erscheinen [5–8].

Nach diesem Konzept wird also die Indikation zur neoadjuvanten Therapie nicht primär nach der T- und N-Kategorie, wie in den aktuellen Leitlinien vorgesehen [9], sondern durch den im MRT bestimmten Abstand des Tumors von der mesorektalen Faszie (CRM) bestimmt. Patienten mit intraoperativer Tumorperforation oder Schnitt durch den Tumor und solche, bei denen die histopathologische Aufarbeitung eine inkomplette Mesorektumresektion oder einen CRM+-Status ergibt, werden einer adjuvanten Radiochemotherapie zugeführt. Voraussetzungen für dieses Konzept sind die Verfügbarkeit einer hochauflösenden Dünnschicht-MRT sowie die laufende Qualitätssicherung der MRT und der chirurgischen Qualität der Mesorektumexzision. Erste klinische Erfahrungen zeigen, dass bei Anwendung dieser MRT-Selektionskriterien der Anteil von Patienten, die eine präoperative R(C)T erhalten, (nur noch) in einer Größenordnung von 35–40 % liegt, und dass die Rate an histopathologisch bestätigten CRM-negativen Tumoren nach alleiniger Chirurgie mehr als 95 % beträgt [7, 8].

Limitationen der MRT-basierten Differentialindikation zur neoadjuvanten R(C)T

Falsch negative MRT-Befunde, also ein prädizierter CRM-negativ-Status bei histopathologisch gefundenem CRM+, treten etwa bei 5–10 % der Patienten auf [8]. Überdies konnte nach aktuellen Daten der multizentrischen britischen MRC-CR07-Studie mit prospektiver Evaluation der TME-Qualität nur in 53 % der Patienten eine komplette Mesorektumresektion erreicht werden, 34 % zeigten eine intramesorektale Exzision, 13 % Defekte bis zur Muscularis propria der Darmwand [10]. Dazu kommt, dass auch der Lymphknoten(LK)-Status ein unabhängiger Prognosefaktor für das Lokalrezidivrisiko ist. So zeigt eine multivariate Analyse der 5 großen, aktuellsten europäischen Studien zur Behandlung des Rektumkarzinoms ein relatives Risiko für das Auftreten eines Lokalrezidivs von 2,27 bei pN+ versus pN0 ($p < 0{,}001$) [11]. Der LK-Status ist präoperativ aber auch im MRT nicht ausreichend sicher zu bestimmen und geht somit nicht in das selektive Konzept ein.

Die Selektion zur präoperativen R(C)T für Patienten mit MRT-Status CRM+ bedingt, dass bei histopathologischer Aufarbeitung des Resektats und Identifizierung der oben genannten Lokalrezidiv-Risikofaktoren nach primärer Operation in einem nicht unerheblichen Prozentsatz die Indikation zur postoperativen RCT zu stellen ist (CRM+: 5–10 %, intramesorektale und intramurale Exzision: 30–40 %, pN+: 30–40 %). Die postoperative RCT ist jedoch signifikant weniger effektiv und deutlich toxischer als die präoperative RCT [1].

Ein weiterer Kritikpunkt an dem vorgestellten selektiven R(C)T-Konzept richtet sich gegen dessen implizierte Schlussfolgerung, dass Patienten, bei denen ein CRM-negativer Befund durch alleinige Operation erreicht werden kann, von einer zusätzlichen R(C)T nicht profitieren würden. Daten der holländischen TME-Studie sowie der britischen MRC-CR07-Studie belegen jedoch gerade das Gegenteil [10, 12]. So konnte gerade bei den Patienten mit CRM-negativen Tumoren (TME-Studie) und solchen mit perfekter TME (MRC-Studie) durch die zusätzlich präoperative RT eine weitere signifikante Verbesserung der lokalen Kontrolle erreicht werden (Abb. 1 a, b). Deshalb wird in den Leitlinien zum kolorektalen Karzinom 2008 die Indikation zur präoperativen R(C)T weiter auf Grundlage der T- und N-Kategorie gestellt [9]. Der Verzicht auf eine präoperative RT/RCT bei im MRT CRM-negativen Tumoren stellt ein Verfahren dar, das zunächst in Studien weiter geprüft werden muss.

Intensivierte neoadjuvante Therapie beim Rektumkarzinom

Patienten mit Rektumkarzinom im Stadium UICC II und III entwickeln in den ersten 5 Jahren postoperativ trotz neoadjuvanter Radiochemo- und adjuvanter Chemotherapie in ca. 36–38 % Fernmetastasen [1]. Als prädiktiver Marker für das langfristige krankheitsfreie Überleben nach neoadjuvanter Radiochemotherapie und Operation erwies sich in der CAO/ARO/AIO-94-Studie die komplette pathologische Tumorregression. Patienten mit pathohistologischer Vollremission (pCR) (in dieser Studie nur 10 %) überlebten signifikant länger als Patienten mit nur teilweiser, minimaler oder keiner Regression. Somit kann eine intensivierte neoadjuvante Radiochemotherapie unter Hinzunahme neuer Substanzen über eine erhöhte pCR-Rate zu einem deutlich besseren progressionsfreien und Gesamtüberleben führen.

Mit einer präoperativen 5-FU- oder Capecitabin-Monotherapie plus Radiatio liegt die pCR-Rate bei durchschnittlich 15 % [13–16]. Mit der Kombination Capecitabin (oder infusionales 5-FU) + Oxaliplatin + Radiatio beträgt die durchschnittliche pCR-Rate in Phase-II-Studien 20,6 % [17–22], mit Capecitabin (oder 5-FU) + Irinotecan + Radiatio wird ein ähnlich gutes Ansprechen erreicht [23–26] (Tab. 1).

Sowohl für den VEGF-Antikörper Bevacizumab [27] als auch für den EGFR-Antikörper Cetuximab konnte in präklinischen Studien eine strahlensensibilisierende und synergistische Wirkung mit Chemotherapeutika gezeigt werden. Die Kombination Capecitabin + Oxaliplatin (CAPOX) + Bevacizumab + Radiatio führte in ersten Pilotstudien zu pCR-Raten von 18 bzw. 25 % [28, 29] und wird aktuell in einer größeren deutschen Studie untersucht. Mit der Zweifachkombination Capecitabin + Bevacizumab zusätzlich zur Radiatio wurde bei Patienten mit lokal fortgeschrittenem Rektumkarzinom bei 20 von 22 Patienten CRM-Negativität er-

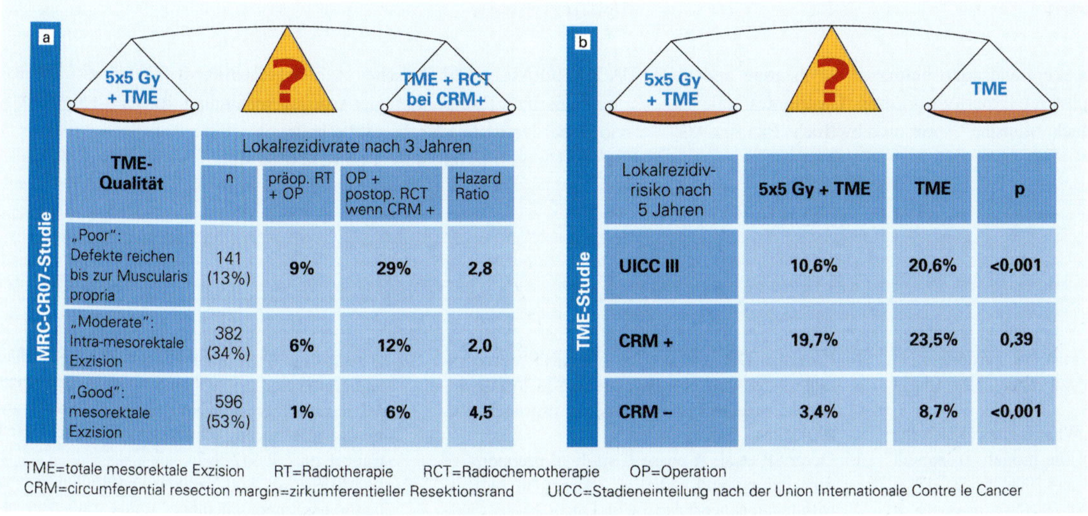

Abb. 1 a, b. Der Nutzen der neoadjuvanten Therapie beim Rektumkarzinom ist bei perfekt operierten, postoperativ histologisch CRM-negativen Patienten am größten (nach: a) Sebag-Montefiore D et al., ASCO 2006, Abstract 3511; b) Peeters KC et al., Ann Surg 2007;246(5):693–701).

Tab. 1. Neoadjuvante Radiochemotherapie beim Rektumkarzinom – pathohistologische Vollremissionsraten (pCR) unter Capecitabin-haltiger Therapie

Autoren	Patienten	Therapieregime	pCR Rate	pCR Rate gesamt
Krishnan et al. 2006	54	Capecitabin + RT	18 %	15,3 %
Korkolis et al. 2007	30		23 %	
Desai et al. 2007	30		11 %	
Craven et al. 2007	70		9,2%	
Rödel et al. 2003	26	Capecitabin/5-FU + Oxaliplatin + RT	19 %	20,6 %
Aschele et al. 2005	25		28 %	
Glynne-Jones et al. 2006	18		28 %	
Machiels et al. 2005	40		14 %	
Ryan et al. 2006	26		25 %	
Hospers et al. 2007	22		9,5 %	
Mohiuddin et al. 2006	51	Capecitabin/5-FU + Irinotecan + RT	26 %	20,5 %
Klautke et al. 2006	28		27 %	
Navarro et al. 2006	74		14 %	
Willeke et al. 2007	36		15 %	

reicht. Bei 18 der 22 Patienten war ein «Downsizing» möglich [30].

Enttäuschend sind die bisherigen Ergebnisse der neoadjuvanten Radiochemotherapie mit Cetuximab. So waren die pCR-Raten unter der Kombination CAPOX + Cetuximab + Radiatio niedriger als in der Gruppe ohne Cetuximab (9 vs. 18 %) [31]. Auch andere Autoren bestätigten die niedrigeren pCR-Raten von nur 5 bzw. 8 % mit Cetuximab-haltiger neoadjuvanter RCT [32, 33]. Hervorzuheben ist allerdings, dass die bisherigen Untersuchungen ohne Analyse des KRAS-Mutationsstatus durchgeführt wurden. In einer retrospektiven Analyse zeigten Patienten mit hoher EGFR-Genkopienzahl und KRAS-Wildtyp deutlich höhere Regressionsraten als Patienten mit mutiertem KRAS-Gen [34].

Fazit: Mit einer Capecitabin-basierten systemischen Zweifach-Therapie + Radiatio ist eine Steigerung der pCR-Raten und der Tumorregression zu erreichen. In Tiermodellen zeigte sich ein Synergismus der Antikörper Bevacizumab und Cetuximab mit der Strahlen- und Chemotherapie. Die Erweiterung einer neoadjuvanten systemischen Zweifach-Therapie + Radiatio mit Bevacizumab ist ein Ansatz, der in Phase-I-Studien zu vielversprechenden Ergebnissen führte. Dagegen bewirkte die Hinzunahme von Cetuximab zu einer systemischen Zweifach-Therapie + Radiatio in allen publizierten Untersuchungen ein schlechteres Therapieansprechen.

Therapieverfahren beim limitierten T1-Tumor

Liegt ein limitiertes Rektumkarzinom vor (pT1 G1–2), kann sicher eine transanale Lokalexzision erfolgen. Diese geht mit weniger perioperativen Komplikationen einher als die konventionelle Rektumresektion und führt zu einem vergleichbaren Gesamtüberleben. Da das Langzeitrisiko für ein Lokalrezidiv aber erhöht ist, muss eine sehr engmaschige, regelmäßige Nachbeobachtung erfolgen [35]. Wenn die im Rahmen der Lokalexzision durchgeführte Histologie einen pT2- oder G3-Tumor zeigt, oder wenn Lymphgefäße oder Blutgefäße befallen sind (L1, V1), eventuell sogar bei tieferer submukosaler Infiltration (sm2–3), empfiehlt sich die onkologische Rektumresektion, d. h. diese Hochrisiko-Patienten müssen sofort nachoperiert werden, um gute Ergebnisse zu erzielen [36]. Dieses Konzept muss Teil der Aufklärung zur transanalen endoskopischen Mikrochirurgie (TEM) sein, um den Patienten schon initial auf das Risiko einer zweiten Operation vorzubereiten.

In einer Pilotstudie wurden bei 23 % der Rektumkarzinom-Patienten, die durch konventionelle Histopathologie als UICC-Stadium I klassifiziert worden waren, mit einer speziellen Färbemethode (ABC-Färbemethode mittels anti-EpCAM Antikörper Ber-EP4) dennoch Mikrometastasen/disseminierte Tumorzellen im Resektat nachgewiesen. Alle später beobachteten Lokalrezidive traten (trotz R0-Resektion) nur in dieser Patienten-Subgruppe auf [37]. Die Bedeutung solcher okkulter, disseminierter Tumorzellen sollte deshalb jetzt in einer großen Studie überprüft werden.

Disclosure Statement

The authors have been speakers and contributors to the meeting and the publication "IX. Interdisziplinärer Expertenworkshop 'Gastrointestinale Tumore', Schlossgut Oberambach, Münsing", sponsored by Roche Pharma AG.

Abkürzungen

CAO/ARO/AIO = Chirurgische Arbeitsgemeinschaft Onkologie/Arbeitsgemeinschaft Radioonkologie/Arbeitsgemeinschaft Internistische Onkologie der Deutschen Krebsgesellschaft.
UICC = Union Internationale Contre le Cancer.

Literatur

1 Sauer R, et al: Preoperative vs. postoperative chemoradiotherapy for rectal cancer. New Engl J Med 2004;351:1731–1740.
2 Nagtegaal ID, Quirke P: What is the role for the circumferential margin in the modern treatment of rectal cancer? J Clin Oncol 2008;26:303–312.
3 MERCURY Study Group: Extramural depth of tumor invasion at thin-section MR in patients with rectal cancer: results of the MERCURY study. Radiology 2007;243:132–139.
4 MERCURY Study Group: Diagnostic accuracy of preoperative magnetic resonance imaging in predicting curative resection of rectal cancer: prospective observational study. BMJ 2006;333: 779.
5 Junginger T, et al: Rektumkarzinom: Behandeln wir zu häufig neoadjuvant? Vorschläge zu einer selektiveren, MRT-basierten Indikation. Zentralbl Chir 2006;131:275–284.
6 Buhr HJ, Dommisch K, Fleischer GM, et al: Klinischer Ablaufpfad (Workflow) zu Diagnostik, Therapie und Nachsorge des Rektumkarzinoms. Zentralbl Chir 2006;131:285–297.
7 Strassburg J, Lewin A, Ludwig K, et al: Optimized surgery (so-called TME surgery) and high-resolution MRI in the planning of treatment of rectal cancer. Langenbecks Arch Surg 2007;392: 179–188.
8 Burton S, et al: MRI directed multidisciplinary team preoperative treatment strategy: the way to eliminate positive circumferential margins? Br J Cancer 2006;94:351–357.
9 Schmiegel W, et al: S3-Leitlinie «Kolorektales Karzinom» – Aktualisierung 2008. Z Gastroenterol 2008;46:799–840.
10 Sebag-Montefiore D, et al: Routine short course pre-op radiotherapy or selective post-op chemoradiotherapy for resectable rectal cancer? Preliminary results of the MRC CR07 randomised trial. ASCO 2006;abstr 3511.
11 den Dulk M, et al: The abdominoperineal resection itself is associated with an adverse outcome: the European experience based on a pooled analysis of five European randomised clinical trials on rectal cancer. Eur J Cancer 2009;DOI: 10.1016/j.ejca.2008.11.039.
12 Peeters KC, et al: The TME trial after a median follow-up of 6 years: increased local control but no survival benefit in irradiated patients with resectable rectal carcinoma. Ann Surg 2007;246: 693–701.
13 Krishnan S, et al: Phase II study of capecitabine (Xeloda) and concomitant boost radiotherapy in patients with locally advanced rectal cancer. Int J Radiat 14
14 Korkolis DP, et al: Pre-operative chemoradiotherapy with oral capecitabine in locally advanced, resectable rectal cancer. Anticancer Res 2007;27:541–545.
15 Desai SP, et al: A phase II study of preoperative capecitabine and radiation therapy in patients with rectal cancer. Am J Clin Oncol 2007;30:340–345.
16 Craven I, et al: Preoperative radiotherapy combined with 5 days per week capecitabine chemotherapy in locally advanced rectal cancer. Br J Cancer 2007;97:1333–1337.
17 Rödel C, et al: Phase I/II trial of capecitabine, oxaliplatin, and radiation for rectal cancer. J Clin Oncol 2003;21:3098–3104.
18 Aschele C, et al: A phase I–II study of weekly oxaliplatin, 5-fluorouracil continuous infusion and preoperative radiotherapy in locally advanced rectal cancer. Ann Oncol 2005;16:1140–1146.
19 Glynne-Jones R, et al: A phase I dose escalation study of continuous oral capecitabine in combination with oxaliplatin and pelvic radiation (XELOX-RT) in patients with locally advanced rectal cancer. Ann Oncol 2006;17:50–56.
20 Machiels JP, et al: Phase II study of preoperative oxaliplatin, capecitabine and external beam radiotherapy in patients with rectal cancer: the RadiOxCape study. Ann Oncol 2005;16:1898–1905.
21 Ryan DP, et al: Phase I/II study of preoperative oxaliplatin, uorouracil, and external-beam radiation therapy in patients with locally advanced rectal cancer: cancer and leukemia group B 89901. J Clin Oncol 2006;24:2557–2562.
22 Hospers GA, et al: Preoperative chemoradiotherapy with capecitabine and oxaliplatin in locally advanced rectal cancer. A phase I–II multicenter study of the Dutch Colorectal Cancer Group. Ann Surg Oncol 2007;14:2773–2779.
23 Mohiuddin M, Winter K, Mitchell E, et al: Randomized phase II study of neoadjuvant combined-modality chemoradiotherapy for distal rectal cancer: radiation therapy oncology group trial 0012. J Clin Oncol 2006;24:650–655.
24 Klautke G, et al: Concurrent chemoradiation with capecitabine and weekly irinotecan as preoperative treatment for rectal cancer: results from a phase I/II study. Br J Cancer 2006;94: 976–981.
25 Navarro M, et al: A Phase II study of preoperative radiotherapy and concomitant weekly irinotecan in combination with protracted venous infusion 5-fluorouracil, for resectable locally advanced rectal cancer. Int J Radiat Oncol Biol Phys 2006;66:201–205.
26 Willeke F, et al: A phase II study of capecitabine and irinotecan in combination with concurrent pelvic radiotherapy (CapIri-RT) as neoadjuvant treatment of locally advanced rectal cancer. Br J Cancer 2007;96:912–917.
27 Lee CG, et al: Anti-Vascular endothelial growth factor treatment augments tumor radiation response under normoxic or hypoxic conditions. Cancer Res 2000;60:5565–5570.
28 Czito BG, et al: Bevacizumab, oxaliplatin, and capecitabine with radiation therapy in rectal cancer: Phase I trial results. Int J Radiat Oncol Biol Phys 2007;68:472–478.
29 Kennecke H, et al: Avastin – Capecitabine – Oxaliplatin – Radiation – REctal Cancer Trial (A-CORRECT) for locally advanced and low-lying rectal cancers: Interim safety analysis. ASCO GI 2008;abstr 387.
30 Marijnen CA, et al: Preoperative chemoradiotherapy regimen with capecitabine and bevacizumab in locally advanced rectal cancer: a feasibility study of the Dutch Colorectal Cancer Group (DCCG). ASCO 2008;abstr 15040.
31 Rödel C, et al: Phase I–II trial of cetuximab, capecitabine, oxaliplatin, and radiotherapy as preoperative treatment in rectal cancer. Int J Radiat Oncol 2008;70:1081–1086.
32 Machiels JP, et al: Phase I/II study of preoperative cetuximab, capecitabine, and external beam radiotherapy in patients with rectal cancer. Ann Oncol 2007;18:738–744.
33 Horisberger K, et al: Cetuximab in combination with capecitabine, irinotecan, and radiotherapy for patients with locally advanced rectal cancer: results of a Phase II MARGIT Trial. Int J Radiat Oncol Biol Phys 2009;DOI:10.1016/j.ijrobp.2008.10.014.
34 Bengala C, et al: Predictive value of EGFR gene copy number and K-ras mutation for pathological response to preoperative cetuximab, 5FU, and radiation therapy in locally advanced rectal cancer (LARC). ASCO 2008;abstr 4125.
35 You YN, et al: Is local excision adequate for T1 rectal cancer? A nationwide cohort study from the National Cancer Database (NCDB). ASCO 2005;abstr 3526.
36 Borschitz T, et al: Oncological outcome after local excision of rectal carcinomas. Ann Surg Oncol 2008;15:3101–3108.
37 Dhayat S, et al: Prognostic significance of EpCAM positive tumour cells in perirectal lymph nodes from patients with rectal carcinoma UICC stage I. Chir Forum 2008;38:115.